CONFÉRENCES

DE

CLINIQUE CHIRURGICALE

FAITES A L'HOPITAL SAINT-ANTOINE

(ANNÉE 1874)

PAR

M. LE DR BENJAMIN ANGER

Chirurgien de l'hôpital Saint-Antoine, Professeur agrégé à la Faculté de médecine

PARIS

V. ADRIEN DELAHAYE ET Cie, LIBRAIRES-ÉDITEURS

PLACE DE L'ÉCOLE-DE-MÉDECINE

1875

CONFÉRENCES

DE

CLINIQUE CHIRURGICALE

OUVRAGES DE M. BENJAMIN ANGER

Traité iconographique des maladies chirurgicales: première monographie (Luxations et Fractures). Ouvrage couronné par l'Académie des sciences. (Prix Monthyon, 1865).

De l'étranglement intestinal. Thèse inaugurale. Paris, 1865.

Des plaies pénétrantes de poitrine. Thèse d'agrégation. Paris, 1866.

Mélanomes, par Benjamin Anger et L.-S. Worthington. Paris, 1866, in-8, 46 p. avec 3 fig.

Nouvel appareil pour la compression permanente des artères anévrysmales. Paris, 1866, in-8.

Nouveaux éléments d'anatomie chirurgicale (1868).

Atlas d'anatomie chirurgicale (1868).

Pansement des plaies chirurgicales. Thèse d'agrégation. Paris, 1872.

Article BRAS (*Pathologie chirurgicale:* Luxations, Fractures, Nécrose, Tumeurs, Anévrysmes, Kystes; *Médecine opératoire; Prothèse*) du *Nouveau Dictionnaire de médecine et de chirurgie pratiques.* Paris; 1866, t. V, p. 517.

Articles ÉVENTRATION, IMPERFORATION.

PARIS. — IMPRIMERIE DE E. MARTINET, RUE MIGNON, 2.

CONFÉRENCES

DE

CLINIQUE CHIRURGICALE

FAITES A L'HOPITAL SAINT-ANTOINE

(ANNÉE 1874)

PAR

M. LE DR BENJAMIN ANGER

Chirurgien de l'hôpital Saint-Antoine, Professeur agrégé à la Faculté de médecine

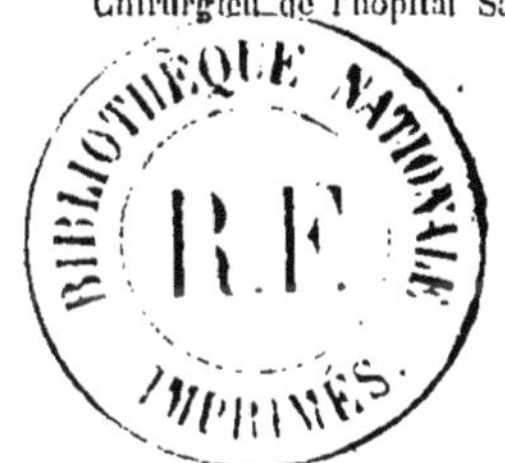

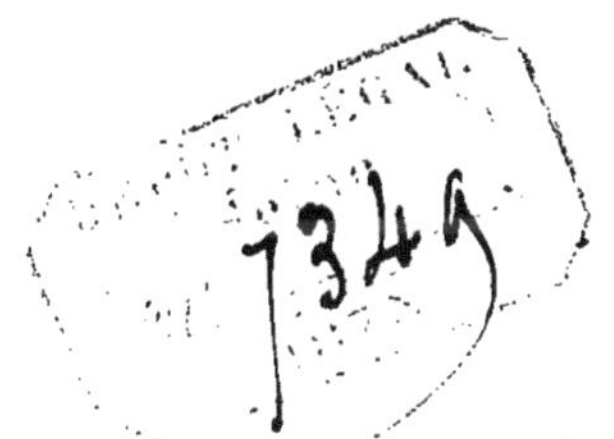

PARIS

V. ADRIEN DELAHAYE ET CIE, LIBRAIRES-ÉDITEURS

PLACE DE L'ÉCOLE-DE-MÉDECINE

1875

Dans les conférences de clinique chirurgicale que nous
avons faites l'année dernière aux élèves de l'hôpital Saint-
Antoine, nous avons eu l'occasion de présenter quelques
considérations nouvelles, et de montrer des malades ayant
subi depuis longtemps déjà des opérations graves, ovariotomie, ligature de la fémorale, hernie ombilicale étranglée, épisiorrhaphie, etc. Nous publions aujourd'hui en
résumé ces leçons et observations cliniques.

CONFÉRENCES

DE

CLINIQUE CHIRURGICALE

PREMIÈRE LEÇON

DES PLAIES PÉNÉTRANTES DE POITRINE
PAR ARMES A FEU

Messieurs,

Je viens résumer devant vous deux observations cliniques, recueillies depuis peu de temps dans le service, sur des blessés atteints de plaies pénétrantes de poitrine par armes à feu, terminées toutes les deux par la guérison, malgré des complications inflammatoires qui ont été un instant menaçantes.

Ces deux faits cliniques ont été soumis à votre observation à peu d'intervalle l'un de l'autre, et par conséquent vous pouvez facilement vous en rappeler tous les détails constatés après un long et minutieux examen.

Dans ces deux cas, si dignes de fixer votre attention, nous avons appris qu'il y avait eu tentative de suicide : le canon d'un revolver avait été appliqué sur la partie

1

antérieure du thorax, à gauche et dans le voisinage du cœur chez le premier blessé, à droite chez le second, et la poitrine avait été traversée de part en part.

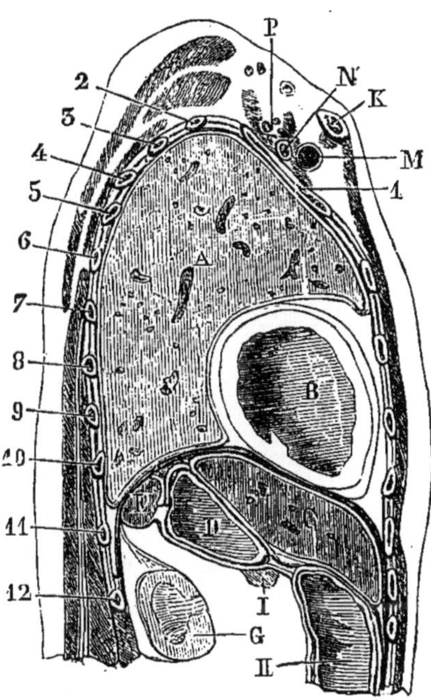

Fig. 1. — Coupe verticale antéro-postérieure et parallèle à la ligne médiane de la moitié gauche du thorax (*).

Nous avons appris encore que les deux blessés tombés au moment du coup de feu avaient été relevés peu d'instants après par des personnes qui étaient accourues au bruit.

(*) A. Poumon gauche au milieu duquel se voient de nombreuses ouvertures de vaisseaux; B. Coupe du péricarde et du cœur; C. Coupe du lobe gauche du foie; D. Coupe de l'estomac; E. Coupe de la rate; G. Rein gauche; H. Côlon descendant; E. Pancréas; K. Clavicule gauche; M. Veine sous-clavière; N. Artère sous-clavière; 1. Coupe de la première côte; 2, 3, 4, 5, 6, 7, 8, 9, 10, 11 et 12. Coupe des douze côtes au voisinage de leurs parties postérieures.

Ils n'avaient pas perdu connaissance, mais ils manifestaient une très-grande anxiété. Ils furent placés sur des brancards et transportés à l'hôpital, où l'interne de garde leur donna avec beaucoup d'intelligence les premiers soins;

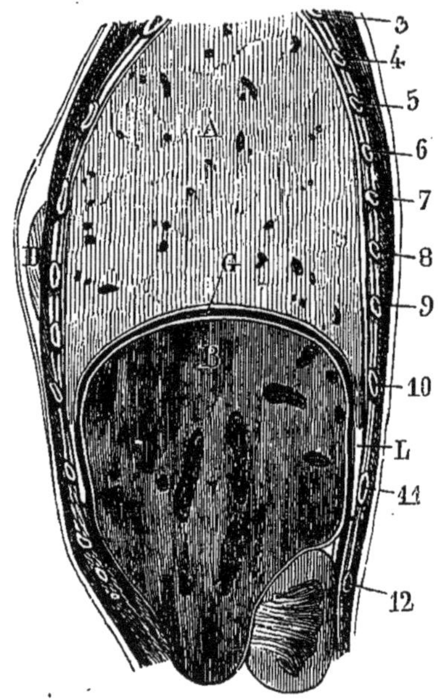

Fig. 2. — Coupe antéro-postérieure et parallèle à la ligne médiane de de la moitié droite du thorax (').

consistant en un pansement par occlusion oblitérant la plaie, et à l'intérieur une préparation cordiale.

Si vous voulez vous rappeler un instant vos connaissances en anatomie chirurgicale, et vous représenter l'ordre de superposition des plans qui forment les parois du thorax (fig. 1 et fig. 2), vous arriverez facilement à com-

(') A. Poumon droit ; B. Coupe du foie ; C. Coupe de la mamelle ; G. Muscle diaphragme ; L. Cul-de-sac postérieur de la plèvre ; 3, 4, 5, 6, 7, 8, 9, 10, 11 et 12. Coupe des côtes.

prendre que les parties perforées par le projectile étaient
la peau, le tissu cellulaire sous-cutané, les muscles pec-
toraux et intercostaux, enfin le feuillet pariétal de la
plèvre, puis son feuillet viscéral, etc.; il m'est facile de
reproduire au tableau cet ordre de superposition des plans
des parois de la poitrine que j'ai décrit avec le plus grand
soin dans mon *Traité d'anatomie chirurgicale*, d'après
les préparations d'anatomie homolographique de M. le
docteur Legendre.

A la visite je fus frappé d'abord de la difficulté de la
respiration ; l'oppression était en effet très-considérable
et les inspirations précipitées. A deux travers de doigt
au-dessus du mamelon, on apercevait la petite plaie,
recouverte de baudruche fixée avec du collodion. Les
bords en étaient gonflés, mais sans rougeur, et en pratiquant une douce pression avec la main, on percevait une
crépitation très-fine produite par l'infiltration d'air dans le
tissu cellulaire sous-cutané. Cette crépitation, facilement
reconnaissable, tenait à l'infiltration des gaz qui, sous l'influence de l'expiration passant du poumon perforé dans la
plèvre et dans le tissu cellulaire sous-cutané, avaient
décollé dans une certaine étendue la peau, la séparant
des muscles sous-jacents. En percutant avec le plus·grand
soin le côté droit de la poitrine, vous avez pu remarquer l'existence d'une sonorité tympanique, conséquence
forcée de l'existence d'un pneumothorax du côté blessé :
accident que je considère, avec le plus grand nombre des chirurgiens, comme nécessaire, inévitable ; et
se produisant toutes les fois que la plèvre, libre d'adhérences, se trouve ouverte dans une étendue un peu considérable.

Il y avait en même temps et dans les deux cas un peu

d'expectoration sanguinolente. Les crachements de sang ont persisté pendant les trois ou quatre premiers jours, puis l'expectoration est devenue muqueuse et enfin a cessé d'exister.

Les battements cardiaques ont conservé leur régularité. Le pouls est monté à 110 dans les premiers jours, puis est peu à peu revenu à l'état normal, sans que jamais le rhythme en ait été modifié. Ces accidents immédiats, dyspnée, emphysème, etc., ne furent point menaçants, et le pronostic ne parut pas d'une haute gravité, malgré l'importance des organes traversés. La balle, n'étant point sortie de la blessure, se trouvait par conséquent en rapport avec des tissus irritables et susceptibles d'inflammation plastique ou suppurative.

Je ne crus point devoir modifier le pansement. La plaie avait été régulièrement pansée ; je recouvris la baudruche d'une épaisse couche d'ouate et d'un bandage de corps, et je recommandai le repos le plus absolu. Quelques pilules d'extrait thébaïque ne tardèrent pas à procurer quelques heures de sommeil.

Les jours suivants les symptômes s'amendèrent peu à peu, les crachements de sang disparurent, et l'emphysème devint moins appréciable, par suite de la résorption de l'air. Nous pouvions donc considérer la guérison comme prochaine, quand tout à coup une douleur se manifesta à la partie inférieure et latérale de la poitrine ; en même temps la fièvre apparaissait et une matité avec absence du murmure vésiculaire occupait toute la partie postérieure du poumon perforé. Ces symptômes signalaient la formation d'un épanchement pleurétique développé au pourtour de la plaie pulmonaire.

La pleurésie fut aussi bénigne que possible et les vésicatoires amenèrent une rapide résorption du liquide. Cependant la matité persista longtemps, car elle existait encore au moment de la sortie du second malade après un séjour à l'hôpital de six semaines. Il nous fut possible de constater ainsi que la pleurésie n'était point complétement disparue, et nous avons recommandé une nouvelle application de vésicatoire. L'amélioration était très-grande, mais la guérison point encore complète. Le malade a été, depuis, perdu de vue.

Vous nous avez vu nous livrer par une palpation attentive à la recherche des deux projectiles qui étaient restés dans les tissus. Cet examen, dans un cas, n'a point été sans résultat.

Nous avons pu, en effet, constater chez le premier blessé l'existence d'un corps dur situé un peu en dedans de l'épine de l'omoplate, au voisinage de l'angle de cet os; bien que contenu dans l'épaisseur des muscles, ce corps étranger était reconnaissable, et il ne pouvait rester aucun doute sur sa nature. C'était la balle du revolver qui, après avoir traversé le poumon et les muscles intercostaux de la partie postérieure de la poitrine, était venue s'enkyster au-dessous du muscle rhomboïde; sur ce point de diagnostic, aucun doute. Dans le second cas, le projectile, qui paraissait avoir pris à peu près la même direction que chez le premier blessé dont je viens de vous parler, s'était arrêté plus tôt dans sa course; car l'examen le plus attentif ne nous a point permis de le retrouver à la palpation du thorax. Peut-être ce projectile est-il resté dans l'épaisseur des poumons, bien que nous soyons fortement tenté d'admettre que le poumon a été traversé dans toute son épaisseur; en effet, n'est-il pas probable que l'existence d'un épanchement pleural si persistant tient au séjour du corps étranger dans la plèvre ou sous la plèvre au niveau du bord postérieur du poumon. Il n'y a cependant là rien de certain; la direction du revolver, le contact d'une côte, etc. ont pu faire dévier la balle de sa direction primitive et la conduire soit profondément dans les gouttières vertébrales, soit sous la face interne de l'omoplate, etc., partie du thorax qui n'est point accessible à la main du chirurgien.

J'aurais pu sans difficulté et sans grand danger pratiquer l'extraction de la balle chez mon premier sujet; il m'aurait suffi pour cela de couper la peau au-dessus du projectile et de le saisir avec des pinces à pansement, comme j'ai eu l'occasion de le faire plusieurs fois. Mais le blessé, manifestant une certaine répugnance pour une opération dont il exagérait les dangers, je me suis abstenu, d'autant plus volontiers que je savais, par la lecture des auteurs et par ma propre expérience, que le séjour d'un corps étranger est absolument sans inconvénient dans de semblables conditions.

Ces deux observations me paraissent se prêter à des considérations cliniques intéressantes, que je me réserve de vous présenter maintenant, en reprenant un à un chacun des phénomènes principaux sur lesquels nous nous sommes appuyés pour établir un diagnostic certain, et pour porter un pronostic que l'avenir a très-exactement vérifié.

Les plaies pénétrantes de poitrine présentent, au point de vue des symptômes, des différences nombreuses, suivant que le corps vulnérant a atteint la plèvre seule, la plèvre et le poumon, les parois du cœur ou ses cavités, enfin un des gros vaisseaux du thorax : aorte, veine cave, etc.

Dans les plaies pleuro-pulmonaires, le malade présente une grande dyspnée qui tient à la rétraction du poumon, conséquence inévitable de l'ouverture de la plèvre.

Dans les plaies superficielles du cœur, le malade est surtout menacé d'une syncope rapidement mortelle.

Enfin dans les cas où une des cavités du cœur, l'aorte, etc., se trouvant ouvertes, l'hémorrhagie domine, c'est le symptôme le plus menaçant, celui contre lequel tous les efforts du chirurgien doivent se diriger.

C'est en partant de ce point de vue que nous avons pu donner, dans un précédent travail (1), une classification clinique des plaies pénétrantes de poitrine, en groupant chaque variété clinique à côté de la variété anatomique correspondante.

En prenant donc pour base d'une classification des plaies pénétrantes de poitrine des symptômes faciles à observer, nous arrivons à une division clinique des plaies pénétrantes de poitrine, correspondant très-exactement à une classification anatomo-pathologique des mêmes lésions. Ainsi : la syncope éveillera l'attention sur une lésion du cœur ; la plaie pénétrante, avec hémorrhagie, fera penser à une lésion principalement vasculaire, et de l'importance de l'hémorrhagie dépendra la gravité du pronostic ; la plaie pénétrante, généralement bénigne, qui se caractérise par le pneumothorax, l'emphysème et la dyspnée, correspond à une lésion pulmonaire ; etc.

En un mot, de la forme clinique telle que je l'entends, vous passez toujours et sans erreur possible à la forme anatomique correspondante. Il est bien entendu toutefois

____

(1) Benjamin Anger, *Des plaies pénétrantes de poitrine*. Thèse d'agrégation. Paris, 1867.

que les formes différentes peuvent se combiner, aussi bien comme lésions que comme symptômes.

Cette division, que nous avons cru devoir adopter dans notre thèse d'agrégation sur les *plaies pénétrantes de poitrine*, avait été admise avant nous par D.-J. Larrey (1), comme vous pouvez en acquérir la preuve en étudiant la *Clinique chirurgicale* de cet illustre praticien.

C'est à la forme dyspnéique qu'appartenaient les deux cas qui font le sujet de cette Leçon, forme que j'appellerai *forme bénigne* des plaies pénétrantes de poitrine ; car, dans cette forme de plaies pénétrantes, s'il n'intervient point de complications fortuites, la guérison a de grandes chances d'être complète en peu de temps et avec l'emploi d'un traitement très-simple. Je dois ajouter cependant que si l'orifice de la plaie présentait un diamètre plus considérable, le pronostic deviendrait beaucoup plus grave.

Lorsque la plaie est assez grande pour que la rétractilité des bords ne puisse en déterminer l'oblitération, il se produit un phénomène signalé depuis longtemps par J.-L. Petit et dont nous avons été plusieurs fois témoin. Vous trouverez, dans le *Traité des maladies chirurgicales* (2), que quelquefois dans les plaies pénétrantes de poitrine il s'établit au travers de la plaie un courant d'air suffisant pour ébranler la lumière d'une bougie. Ce phénomène n'est point un fait habituel ; c'est un symptôme rare, mais qui cependant devait vous être indiqué.

---

(1) *Clinique chirurgicale*, exercée particulièrement dans les camps et hôpitaux militaires depuis 1792 jusqu'en 1829, par le baron D.-J. Larrey, t, II, p. 175 (Paris, 1829).

(2) Tome Ier, page 163.

Je ne me suis livré à aucune exploration de la plaie à l'aide de sondes ou de stylets, dans les deux observations cliniques dont je viens de vous donner la relation. Je partage en effet l'opinion de Dupuytren, exprimée dans ses *Leçons orales de clinique chirurgicale* (1). Pour Dupuytren une blessure de poitrine qui traverse le poumon ne doit jamais être sondée : c'est la plus grave hérésie qu'on puisse commettre en chirurgie, et l'instrument dit sonde de poitrine, que l'on trouve dans la trousse des chirurgiens, devrait bien en être banni, au moins pour ces sortes de lésions.

Un autre observateur justement estimé, M. Legouest, a exprimé une opinion diamétralement opposée. D'après ce chirurgien, les faits sont en complet désaccord avec les préceptes de Dupuytren : le seul inconvénient auquel on s'expose en sondant une plaie de poitrine par coup de feu, que l'on suppose renfermer un corps étranger, est de ne pas trouver ce que l'on cherche. En effet, ou bien le poumon, libre d'adhérences, s'est rétracté vers sa racine et échappe à l'instrument explorateur qui parcourt sans obstacle la cavité pleurale ; ou bien le poumon est adhérent à la plèvre costale et sa blessure reste en rapport avec la plaie extérieure ; une sonde de poitrine ou une sonde de gros calibre de gomme élastique peut alors être introduite dans le trajet escharifié de la plaie du poumon, sans courir le risque de causer une irritation plus vive que la présence de la balle, d'esquille, de fragment de vêtements ou d'autres corps entraînés par le projectile. Si l'on était assez heureux, dans ce dernier cas, ajoute M. Legouest, pour rencontrer le corps étranger dans le poumon, il faudrait, comme le con-

_____

(1) T. VI, p. 382.

seille Ledran, dilater suffisamment la plaie extérieure pour aller le saisir avec des pinces et l'extraire (1).

Doit-on recommander de pratiquer une exploration profonde qui, dans l'immense majorité des cas, ne donnera aucun renseignement? Je ne le crois pas, car il n'est guère présumable que l'emploi de la sonde de poitrine puisse, sans déchirure, pénétrer dans la plaie du poumon, qui ne correspond plus, dans l'immense majorité des cas, avec la plaie thoracique.

Ce sondage, dans le cas où il est possible, et cela doit arriver bien rarement, n'expose-t-il pas à la reproduction d'accidents qui ne sont plus à craindre dans le repos, mais que la moindre violence peut faire reparaître? La réponse ne saurait être douteuse; il est bien certain que le chirurgien, en pratiquant le sondage de la plaie, peut déterminer de nouveau une hémorahagie qu'un coagulum avait arrêtée; ou faire pénétrer de nouveau dans la plèvre l'air extérieur, et en un mot, reproduire les accidents d'une lésion en partie cicatrisée.

Supposons cependant que le sondage de la plaie se soit effectué sans accidents et que la présence du projectile soit constatée, sa position même reconnue; avons-nous fait avancer d'un pas la question thérapeutique? Évidemment non, dans le plus grand nombre des cas, du moins; car il est inadmissible que l'on puisse pratiquer d'emblée des incisions larges et profondes pour extraire un corps étranger qui peut sortir dans des conditions plus favorables, et qui peut s'enkyster, c'est-à-dire rester perdu dans les tissus sans accuser sa présence par des douleurs vives ou des troubles inquiétants.

(1) Legouest, *Chirurgie d'armee.*

Vous trouverez en petit nombre, dans les auteurs, quelques cas heureux dans lesquels l'extraction d'un projectile introduit profondément dans la poitrine a pu être effectuée avec succès, grâce à des incisions longues et profondes. C'est là une pratique trop dangereuse pour que j'ose la recommander; les dangers de l'opération ne sont pas compensés d'une façon suffisante par les avantages, et je craindrais de vous voir risquer une chirurgie d'aventure, alors que la nature vous offre des chances favorables d'élimination spontanée du corps étranger.

Je vous ai mentionné, parmi les chances favorables de terminaison offertes par la nature même, non secondée par l'art, l'élimination spontanée par expectoration. C'est à la suite de suppuration et d'ulcération limitées du parenchyme pulmonaire, que ce mode d'expulsion peut s'exécuter.

Il est un mode d'élimination plus fréquemment observé et que nous devons considérer comme plus heureux encore, je veux parler de la formation d'un abcès des parois thoraciques, dont l'ouverture conduit sur le corps étranger. Il arrive en effet souvent, à une époque déjà assez éloignée du jour de l'accident, qu'une douleur se manifeste dans un point de la poitrine, généralement à la partie latérale inférieure ou encore à la partie postérieure du thorax, vers les dernières fausses côtes; on constate bientôt l'apparition d'un gonflement avec rougeur qui précède de peu de jours la formation d'un abcès, abcès renfermant autant de sang noir et coagulé que de pus, l'écoulement de ce liquide entraîne le projectile, souvent déformé par son passage dans l'arme ou par la rencontre des parois osseuses de la cage thoracique. Cette terminaison se produisit chez un blessé dont vous trouverez l'observation publiée avec les plus grands détails par Gérard (*Mémoires de l'Académie de chirurgie*, tome II, page 485). Le chirurgien se borna dans ce cas à pratiquer la plus simple des opérations : une ouverture d'abcès, et le malade guérit. C'est la conduite qu'il faudra imiter dans ce cas, en appliquant ensuite au traitement de la fistule thoracique la méthode des injections, etc.

Nous avons soigné pendant la dernière guerre un nombre considérable de plaies pénétrantes de poitrine par armes à feu, et il nous a paru démontré que la gravité de ces plaies augmentait beaucoup lorsque le calibre du projectile devenait de plus en plus considérable. Nous avons observé en particulier un cas très-grave de perforation de la partie supérieure gauche de la poitrine produite par une balle de gros calibre. Une côte était brisée, et la crépitation osseuse très-facilement reconnaissable à l'auscultation. Une pleuro-pneumonie emporta le blessé dans l'espace de cinq à six jours, et à l'autopsie, il nous fut possible de retrouver la balle, tombée dans la partie postérieure du cul-de-sac pleuro-diaphragmatique. Cette balle était entrée dans la poitrine et avait blessé le poumon, en traversant le muscle deltoïde et l'aisselle.

Nous avons vu, chez un certain nombre de blessés qui ont guéri, des fistules évidemment entretenues par la persistance, dans le trajet de la plaie, de débris de vêtements ou de fragments d'os.

On a bien longuement discuté sur le pneumothorax chirurgical dont je ne puis négliger de vous dire un mot, et bien des théories différentes ont été admises pour expliquer le mécanisme de l'emphysème traumatique. M. le professeur Richet a entrepris sur la question de bien intéressantes recherches cliniques et anatomiques, et d'autre part, M. le professeur Dolbeau, dans sa thèse de concours sur l'*emphysème traumatique*, rapporte un certain nombre d'expériences sur des animaux vivants, dans lesquelles cet habile chirurgien s'est proposé de démontrer expérimentalement la façon dont se comporte le poumon et la cavité pleurale ouverts par un instrument vulnérant. Nous avons répété plusieurs fois ces expériences intéressantes et obtenu des résultats conformes à ceux de M. Dolbeau.

M. Dolbeau a mis à nu la plèvre costale sur des lapins vivants, puis a pratiqué à cette membrane une incision d'un centimètre environ, tout en respectant le feuillet viscéral de la séreuse. Il ne s'est point produit, à la suite de cette plaie de la séreuse viscérale, de rétraction du poumon, comme la théorie semblait le faire présumer.

Le poumon continuait à se mouvoir comme à l'ordinaire, restant très-exactement appliqué contre la paroi thoracique. Mais si, à l'aide d'un stylet porté dans la plaie, on venait à refouler le poumon, l'air pénétrait brusquement dans la plèvre, et la rétraction de l'organe s'effectuait alors complétement. Cette expérience, qui reproduit des conditions bien difficiles à rencontrer dans la pratique, donne à penser que, dans quelques observations cliniques, une plaie divisant la peau, les muscles intercostaux et le feuillet pariétal de la plèvre, a pu être produite sans déterminer de pneumatose de la cavité séreuse, que cette incision mettait cependant en contact avec l'air extérieur ; et par conséquent sans rétraction du poumon. Mais une plaie reproduisant exactement les conditions de l'expérience de M. Dolbeau se rencontrera bien rarement ; dans l'immense majorité des cas, les plaies pénétrantes de poitrine ouvrent en même temps que le feuillet pariétal de la séreuse son feuillet viscéral et, divisant en même temps les vésicules pulmonaires par lesquelles l'air est versé dans la plèvre au moment de l'inspiration, produisent la disparition de la cavité virtuelle de la séreuse, et immédiatement la rétraction du poumon.

L'air atmosphérique introduit dans la plèvre par la plaie pulmonaire ne tarde pas à remplir la cavité pleurale. Sous l'influence des mouvements réguliers d'expiration, il se trouve comprimé, et trouvant dans la plaie des parois thoraciques un canal de sortie souvent tortueux, il s'infiltre entre les différentes couches cutanées et musculaires, produisant ainsi l'*emphysème*.

La rétraction du poumon est la conséquence inévitable de l'entrée de l'air dans la cavité pleurale, dans l'état d'intégrité absolue de cette séreuse. Quand la rétraction du poumon ne se produit pas, il faut de toute nécessité qu'une disposition pathologique antérieure soit venue altérer la structure de l'organe ou de la cavité pleurale. Une plaie pulmonaire n'amènera pas la rétraction du poumon, si des adhérences anciennes relient le poumon à la cage thoracique, comme M. le professeur Richet (1) l'a fait observer et comme cela se passe souvent ; de même, si le tissu pulmonaire est induré ou atteint d'emphysème vésiculaire généralisé, la rétraction sera peu considérable ou même absolumeut nulle : nous sommes dans ces différents états bien loin des conditions de structure de l'état normal. Ainsi donc : les *adhérences anciennes*, l'*emphysème* ou l'*induration phlegmasique aiguë ou chronique* peuvent et doivent prévenir la rétraction du poumon et le pneumothorax qui en est la conséquence nécessaire.

____

(1) Richet, *Traité pratique d'anatomie médico-chirurgicale.*

Ce sont là des états anatomiques qui se présentent tous les jours à votre observation, et qui contribuent encore à diminuer la gravité de certaines plaies pénétrantes en supprimant deux éléments ordinaires de la maladie : le pneumothorax et l'emphysème.

DEUXIÈME LEÇON

ANÉVRYSME POPLITÉ

Une tumeur anévrysmale peut, après avoir été amé-
liorée par l'opération de la compression, la ligature étant
devenue cependant indispensable, redevenir pulsatile et
guérir enfin après un très-long temps , sans nouvelle intervention de l'art, comme le démontre l'observation suivante prise sur un malade qui vient de vous être présenté.

M. Gatinois (Eugène), âgé de quarante et un ans, entre le
1er février 1861 dans le service de Velpeau pour une tumeur
volumineuse du jarret. Il exerce la profession de marchand des
quatre saisons, industrie qui l'oblige à se tenir constamment
debout, poussant devant lui une charrette d'un poids quelquefois
considérable.

Il y a quatre mois qu'il s'est aperçu de l'existence d'une tumeur
pulsatile dans le creux du jarret du côté gauche, pour laquelle il
vient réclamer les secours de la chirurgie.

Au moment où le malade fut soumis pour la première fois
à mon observation, la tumeur soulevait fortement la peau,
proéminant dans la partie inférieure du creux du jarret ; elle
était manifestement pulsatile ; elle paraissait avoir le volume du
poing. La compression de l'artère fémorale au pli de l'aine y

2

suspendait les battements. La tumeur pendant ce temps diminuait un peu, mais elle n'était point réductible, et les pressions les plus régulières ne pouvaient réussir à en diminuer le volume. Un bruit de souffle assez intense s'entendait à chaque impulsion du sang. Les pulsations se percevaient dans les artères de la jambe, mais elles étaient un peu affaiblies. Légère hydarthrose du genou gauche.

Velpeau fut d'avis de tenter la compression digitale : elle fut continuée pendant une quinzaine de jours (compression aussi complète que possible, intermittente et alternative). Elle ne donna aucun résultat bien marqué, mais elle ne détermina aucune aggravation.

La compression instrumentale fut alors essayée et pratiquée avec l'appareil de M. le professeur Broca. Il n'y eut pas de modification sensible.

Voyant l'impuissance de ces méthodes, Velpeau, avant de tenter la ligature, voulut essayer encore d'un autre mode de compression qui a donné depuis quelques années de beaux succès, et conseilla de maintenir la jambe fortement fléchie sur la cuisse ; traitement qui fut continué pendant trois semaines.

Le malade, qui d'abord tolérait difficilement cette flexion, forcée, finit à la longue par la supporter avec plus de facilité, et nous observâmes au bout d'un mois d'application de cette méthode que la tumeur avait notablement diminué de volume et avait durci. Deux mois après elle avait acquis une consistance telle que l'on pouvait croire à une guérison complète ; mais cependant la main appliquée profondément dans la région poplitée permettait encore de sentir quelques battements. Le malade quitta l'hôpital et reprit ses travaux.

Trois ans après, en 1865, le même sujet se présenta à la consultation de l'hôpital de la Charité ; une nouvelle tumeur s'était montrée dans le creux poplité du côté gauche, pulsatile comme la première et peut-être un peu plus volumineuse.

Une nouvelle série de compressions instrumentales fut pratiquée avec l'appareil de M. B. Anger (1), restant appliqué

(1) Voyez sur les détails de cette compression notre brochure : *Nouvel appareil pour la compression permanente des artères anévrysmales*. Paris, 1868.

dix heures par jour, et le malade vit encore une fois son état amélioré et reprit ses travaux.

Un an après, M. B. Anger rechercha le malade pour compléter l'observation; il lui fut facile de constater que l'anévrysme, deux fois réduit au volume d'un œuf de poule sous l'influence de la compression, avait une troisième fois repris des proportions inquiétantes. En conséquence, il décida le malade à entrer à l'Hôtel-Dieu dans le service de M. le professeur Richet, qu'il remplaçait alors.

Les détails qui suivent sont empruntés à l'observation telle qu'elle a été rédigée par M. le docteur Blum, alors interne du service à l'Hôtel-Dieu :

Gatinois (Eugène), quarante-trois ans, entre à l'Hôtel-Dieu le 17 septembre 1867. Il est couché au n° 3 de la salle Saint-Côme. On constate que le malade porte dans le creux poplité gauche une tumeur agitée de battements isochrones au pouls. Cette tumeur remplit tout le creux du jarret. En prenant la circonférence des deux membres au niveau de l'extrémité supérieure de la rotule, on trouve à gauche 41 centimètres, à droite 35. La tumeur s'étend surtout au côté externe, où elle forme une saillie considérable. Elle offre des battements dans une étendue de 11 centimètres verticalement; elle a 18 centimètres dans le sens horizontal, et est limitée au côté interne par les tendons du droit interne et du demi-membraneux. Elle présente deux bruits de souffle : l'un très-intense au moment de la diastole artérielle ; l'autre moins considérable pendant la systole. La jambe gauche est légèrement fléchie sur la cuisse, ce qui occasionne une légère gêne dans la marche. Le malade n'éprouve jamais de fourmillements; il y a quelques élancements de temps à autre dans le pied. La transpiration est plus abondante à gauche qu'à droite. Il y a un léger œdème dans la jambe gauche, dont la circonférence au-dessus des malléoles présente 2 centimètres de plus que du côté sain. Les battements de la pédieuse et de l'artère tibiale postérieure sont presque imperceptibles. Pas de différence bien sensible de température.

Le 21, M. Benjamin Anger pratique la ligature de l'artère fémorale *à la partie moyenne de la cuisse*, avec l'assistance de MM. A. Després et Damaschino.

L'opération dure une minute et demie. L'incision a environ 6 centimètres de long, et a été faite entre le sommet du triangle de Scarpa et l'anneau des adducteurs. — Après la ligature, les battements cessent complétement dans la tumeur.—On enveloppe le membre d'une épaisse couche d'ouate, et on panse la plaie, qui n'a pas été réunie, à l'alcool.

Le soir, la chaleur est revenue à la jambe, la peau est moite ; pouls à 76. Écoulement de sérosité par la plaie. Pas de battements au niveau de la tumeur.

Le 22. Pouls 96 ; légère réaction fébrile ; fourmillements dans le pied. Cataplasme.

Le 23. Pouls 108. Pansement simple.

Le 24. État général bon ; dilatation des veines du côté gauche ; légère élévation de température du membre opéré. Pouls 108. On enlève la ouate.

Le 25. Pouls 100 ; le soir, 116. La tumeur a diminué de volume, mais elle présente quelques légers battements sans expansion.

Le 26. Pouls 96. La plaie donne un pus bien lié, très-abondant.

3 octobre. Les battements, toujours légers, continuent dans la tumeur.

Le 5. Chute de la ligature ; pas de battements de la pédieuse (1).

(1) La ligature entraîna des débris d'artère qui furent soumis à un examen minutieux fait par M. Damaschino : Les portions de tissu que la ligature a entraînées dans sa chute mesurent 4 millimètres de long sur 1 millimètre 1/2 à 2 millimètres de large ; elles sont très-adhérentes au fil et ne peuvent être séparées que par une dissection minutieuse. Les couches les plus extérieures, examinées à l'état frais, sont constituées par du tissu conjonctif, très-pauvre en noyaux, et dans les mailles duquel on trouve quelques corps granuleux ; un petit nombre de leucocytes sont accolés au fil à ligature et à la pièce elle-même.

Un examen superficiel suffit à faire reconnaître qu'il existe adhérant à la ligature un tronçon de l'artère ; des coupes pratiquées après durcissement dans l'acide chromique rendent le fait incontestable. Sur ces préparations on constate aisément que les tuniques vasculaires sont étroitement accolées vers le milieu de la pièce ; mais aux deux extrémités elles sont écartées l'une de l'autre par un intervalle de 20 à 25 centièmes de millimètre, intervalle qui, à l'un des bouts, est rempli par un caillot très-dense et très-adhérent

Du 6 au 12. Fièvre, malaise. Par suite de la position déclive de la cuisse, il s'est formé, vers la racine du membre, une fusée purulente dans la gaine du couturier. Incision ; pansement à l'alcool.

Le malade guérit complétement dans l'espace d'un mois et peut se lever ; mais la tumeur anévrysmale qui, de cette complication, avait un peu diminué de volume et dans laquelle les battements avaient cessé de se faire sentir pendant quatre jours, était redevenue pulsatile comme avant l'opération.

Le malade n'en quitta pas moins l'hôpital le 25 décembre ; on était en droit d'espérer encore une oblitération définitive, bien que l'énergie des battements inspira des craintes..... Un an après la ligature l'anévrysme présentait encore des pulsations manifestes, mais il était réduit au volume d'une mandarine ; l'amélioration prévue s'était réalisée.

Enfin M. Eugène Gatinois revient en mars 1873 dans le service de M. Benjamin Anger, à l'hôpital Saint-Antoine : la tu-

et qui, à l'autre bout, est tout à fait béant. Dans ce dernier point, on ne trouve aucune trace de coagulation sanguine, soit qu'il n'y en ait point eu à ce niveau, soit qu'elle ait été détachée par des liquides purulents.

Les détails de structure que nous allons présenter rendent ce dernier fort probable.

Les parois vasculaires, examinées en elles-mêmes, présentent ce fait intéressant qu'on y trouve les trois tuniques artérielles dans toute l'étendue de la pièce ; il n'y a eu, par le fait de la ligature, rupture d'aucune de ces tuniques. Le seul résultat de la constriction du fil a été de produire, dans une étendue de 0,9 de millimètre, un accolement presque absolu de la membrane interne ; à peine trouve-t-on en quelques points un interstice de 1 à 2 centièmes de millimètre occupé par un caillot microscopique continu avec celui qui existe à l'une des extrémités du tronçon vasculaire.

Les lésions de structure des parois artérielles ne sont pas très-prononcées. Seule la couche adventive renferme quelques granulations graisseuses libres ou réunies sous forme de corps granuleux. Les tuniques interne et moyenne n'offrent aucune altération dans les points où la constriction du fil a porté. Elles sont aussi très-saines au niveau du caillot-obturateur ; mais à l'extrémité opposée, là où les parois artérielles sont librement écartées, on retrouve dans les couches les plus internes une quantité considérable d'hématoïdine sous forme de petites masses de 1 à 2 centièmes de millimètre de diamètre.

La présence d'hématoïdine en ce point permet de penser qu'à cette extrémité du tronçon vasculaire, comme à l'autre, il s'est formé un caillot, mais qu'il a été entraîné par la suppuration.

meur avait entièrement disparu et l'on ne sentait pas de pulsations dans le creux du jarret. Aucune collatérale n'est sensible à la palpation. La jambe est légèrement rétractée.

Le 10 juillet 1874, M. Moyre qui étudiait la question des anévrysmes comme sujet de thèse inaugurale, a pu revoir le malade et constater son état actuel :

L'artère fémorale, dont on sent les battements à la partie supérieure de la cuisse est très-probablement oblitérée dans tout le reste de son étendue, car ses pulsations ne sont plus accessibles à la main dans la moitié inférieure de la cuisse.

On ne sent plus de tumeur dans le creux poplité. La circonférence du genou gauche est exactement la même que celle du droit. La circonférence de la cuisse gauche prise à sa partie moyenne a environ 3 centimètres de moins que celle de la cuisse droite à la même hauteur. De même, la circonférence du mollet gauche est de 2 centimètres moindre que celle du mollet droit.

Sur le mollet, la cuisse et la région hypogastrique gauches, on remarque quelques veines superficielles variqueuses.

Il y a ankylose fibreuse incomplète de l'articulation fémorotibiale gauche ; la jambe est presque étendue sur la cuisse.

Le malade ne ressent jamais de douleur dans le membre abdominal gauche ; jamais d'œdème. Seulement il y a un peu moins de force de ce côté, la température est aussi moins élevée. Pas de collatérale perceptible.

Ainsi un anévrysme poplité plusieurs fois revenu sur lui-même, sous l'influence de la compression digitale et instrumentale, a pu cependant, reprenant son premier volume, devenir menaçant et nécessiter l'opération de la ligature.

Après la ligature de la fémorale, la circulation collatérale a pu ramener le sang dans la cavité anévrysmale, produisant de nouvelles pulsations.

Enfin cette tumeur, bien que soumise d'une façon infructueuse à tant d'opérations successives, a pu cependant, avec le temps, guérir d'une façon complète, comme l'a démontré l'examen du malade pratiqué longtemps après.

Nous admettons la division proposée par les auteurs en *retour des battements* ou *récidives temporaires* et en *récidives* proprement dites.

M. le professeur Broca ne considère pas comme récidive les observations dans lesquelles les battements, après avoir complétement cessé pendant un certain temps, après l'opération, ont reparu et disparu spontanément dans un espace de temps ne dépassant pas quatre mois ; d'après le savant auteur du *Traité des anévrysmes*, après ce délai « la guérison spontanée devient tellement exceptionnelle, qu'il n'est plus permis d'y compter, et que l'expectation doit faire place à la thérapeutique. »

La science possède quelques observations analogues à celle que nous publions aujourd'hui (1).

Les récidives temporaires après la ligature guérissent d'ordinaire spontanément ; cependant elles peuvent nécessiter de nouvelles opérations qui sont de plus en plus graves, comme le prouve un cas très-intéressant du professeur Letenneur (de Nantes), dans lequel ce chirurgien distingué dut lier successivement la fémorale profonde, puis la fémorale, et enfin l'artère iliaque externe, pour un anévrysme d'une branche fémorale profonde (2).

Si nous avions dû, chez notre malade, recourir à une nouvelle opération, nous aurions eu à choisir entre les injections de perchlorure de fer pratiquées pendant une com-

<hr>

(1) Moyre, *Contribution à l'étude du retour des battements dans les anévrysmes poplités, etc.* Thèse. Paris, 1874.

(2) Observation mentionnée dans le *Traité des anévrysmes* du professeur Broca.

pression bien faite et l'opération par la méthode ancienne ou l'ouverture du sac.

Connaissant l'innocuité des injections de perchlorure de fer pratiquées avec précaution et pouvant, grâce à la méthode hémostatique d'Esmarch ou de Grandesso Sylvestri, obtenir l'ischémie du membre malade, nous aurions injecté dans le sac et sans crainte une vingtaine de gouttes de perchlorure de fer, d'autant plus confiant dans le résultat, que les voies collatérales profondes étant bien dilatées, il y avait peu à redouter une gangrène du membre.

Nous avons fait observer que, dans notre observation, les collatérales sous-cutanées n'étaient point accessibles à la palpation et ne paraissaient pas plus développées que d'ordinaire. Il n'y a là rien qui doive nous surprendre; si on jette les yeux sur les planches de l'ouvrage de Porta (1), on reconnaît que les collatérales qui rétablissent le cours du sang de la façon la plus active, sont des artères de nouvelle formation placées sur la partie externe du sac et par conséquent situées très-profondément.

(1) *Delle alterazioni patologiche delle arterie per la ligatura e la torzione, etc.*, di Luigi Porta. Milano, 1845.

TROISIÈME LEÇON

FISTULE VÉSICO-VAGINALE TRAITÉE PAR L'ÉPISIORRHAPHIE

MESSIEURS,

Au mois de septembre 1867, suppléant M. le professeur Richet dans son service chirurgical de l'Hôtel-Dieu, je reçus à la consultation une femme âgée de cinquante-six ans depuis longtemps atteinte d'une fistule vésico-vaginale, qui est revenue ces jours derniers dans le service (1) pour que nous puissions constater un résultat opératoire datant déjà de plusieurs années. Voici l'observation :

Madame F... (qui accouchait alors pour la huitième fois) était âgée de trente-sept ans; la tête de l'enfant séjourna pendant longtemps à la vulve, et le médecin appelé dut employer le forceps et pratiquer avec les plus grandes difficultés l'extraction d'un enfant mort. Les urines passèrent par la fistule, le jour même de l'accouchement; des vomissements apparurent et la malade paraît avoir eu tous les symptômes d'une péritonite intense; elle guérit cepen-

(1) Cette malade a séjourné dans le service pendant les mois de janvier, février et mars 1874.

dant et put se lever après un séjour au lit de cinq à six semaines ; depuis la santé générale s'est parfaitement rétablie, mais les règles n'ont jamais reparu.

Un premier examen nous montra que les urines s'écoulaient sur les fesses et sur les cuisses ; ce qui avait déterminé un érythème considérable de toute la région. Une sonde introduite par le méat urinaire dans le canal de l'urèthre, pénétrait dans le vagin, après avoir parcouru une étendue de 2 à 3 centimètres, et la cloison vésico-vaginale manquait en arrière dans la plus grande partie de son étendue.

L'urèthre ayant disparu dans la plus grande partie de son étendue, ainsi que la plus grande partie de la cloison vésico-vaginale, et d'un autre côté le vagin étant dans presque toute son étendue transformé en tissu de cicatrice, il ne me parut pas possible d'entreprendre une opération régulière consistant en une suture oblitérant la fistule ou même le vagin dans son canal, d'après le procédé de Vidal (de Cassis), et je dus penser à intervenir d'une autre façon. Après de nombreuses hésitations, je me décidai à tenter l'oblitération vulvaire que j'exécutai de la façon suivante.

Un avivement pratiqué à droite et à gauche de l'orifice du vagin permit de réunir les deux moitiés droite et gauche de cet orifice ; puis un douzaine de points de suture métallique furent passés dans les lèvres des plaies ainsi obtenues, de façon à déterminer l'occlusion complète de la vulve. J'avais eu soin d'introduire mes sutures à trois centimètres de la surface avivée, de façon que les fils comprenant une grande épaisseur de chair pussent rester très-longtemps en place, sans cependant couper les lèvres de la plaie.

La plaie parut complétement réunie pendant quelque

temps et les fils furent divisés vers le quinzième jour. Il fut facile de reconnaître que la réunion n'avait été obtenue que dans la moitié postérieure de la suture; le vagin était donc rétréci, mais non oblitéré. J'espérai cependant que, les parties avivées étant réunies dans la plus grande partie de leur étendue, le travail de cicatrisation pourrait compléter l'oblitération commencée.

Quelque temps après, M. le professeur Richet ayant repris son service m'engagea à continuer cependant à faire subir à ma malade les traitements qui me paraîtraient nécessaires. Deux mois après l'opération je pratiquai une cautérisation du pourtour de la plaie avec un fil de platine rougi à l'aide de l'électricité; opération qui eut un heureux résultat, mais qui n'amena point encore une guérison complète. Les urines ne passaient plus en totalité par le vagin, mais la plus grande partie s'écoulant même par le méat urinaire. C'est dans cet état que Mme F... quitta l'Hôtel-Dieu au mois de janvier 1868. Elle fut admise trois mois après dans le service de notre excellent maître M. A. Desormeaux, chirurgien de l'hôpital Necker. Pendant trois mois ce chirurgien distingué pratiqua avec le nitrate d'argent des cautérisations qui amenèrent enfin une oblitération complète de l'orifice du vagin. Le traitement avait duré dix mois.

Les urines passent maintenant par le canal de l'urèthre. La miction s'effectue sans aucune difficulté et sans aucune douleur et il n'y a point d'incontinence d'urine.

Madame F... est revenue plusieurs fois dans différents services dont j'étais chargé comme chirurgien du bureau central; elle a séjourné pendant un mois à la Pitié pendant que je faisais l'intérim du professeur Trélat en 1869, puis enfin l'année dernière elle est restée plusieurs mois

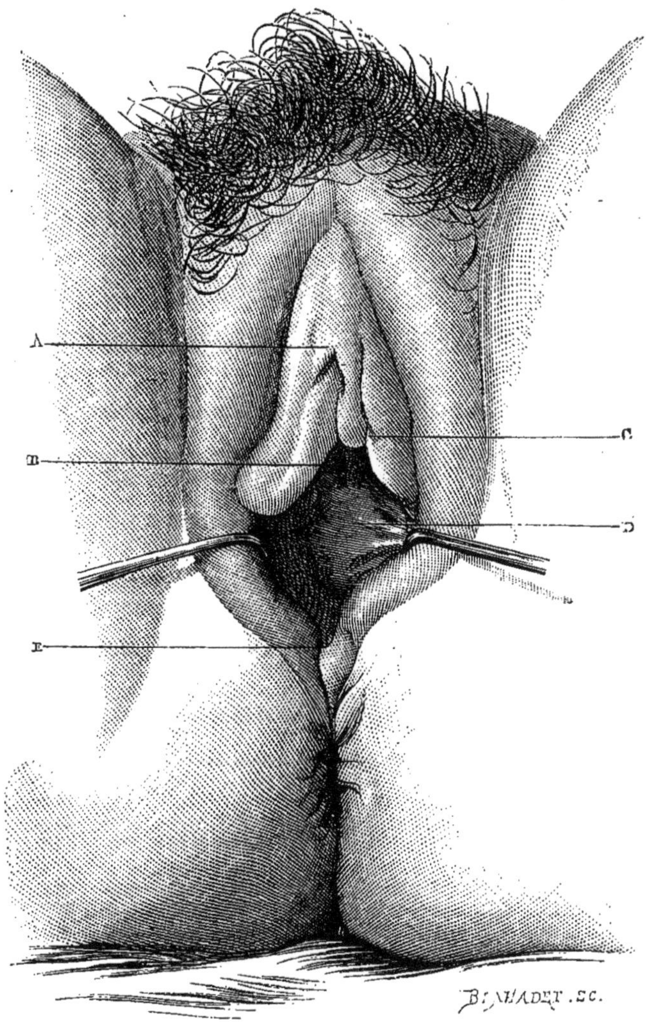

Fig. 3. — Vagin oblitéré par l'opération de l'épisiorrhaphie (*).

dans mon service chirurgical de l'hôpital Saint-Antoine.

(*) A. Clitoris; B. Méat urinaire; C. Partie antérieure de la petite lèvre gauche; D. Membrane oblitérant le vagin; E. Commissure postérieure.

Il m'a été permis de constater, à trois ans d'intervalle, que la guérison s'était parfaitement maintenue.

Voici l'état des organes génitaux externes dessinés d'après nature en 1869 par M. le docteur Malassez, alors interne du service. En arrière du méat urinaire, on remarque (fig. 3) un espace de la grandeur d'une pièce de un franc qui n'est bien visible que quand on écarte les grandes lèvres. Cet espace de la dimension indiquée, est formé d'un tissu rougeâtre peu sensible, donnant à la pression du doigt la sensation d'un tissu parcheminé. Ce tissu correspond à l'orifice vaginal oblitéré par une sorte de membrane hymen formée d'un tissu cicatriciel des plus solides. Ainsi nous avons obtenu par la suture de l'orifice antérieur du vagin, préalablement avivé, et de nombreuses cautérisations, la guérison d'une fistule vésico-vaginale des plus graves, ne pouvant être attaquée avec succès par les méthodes opératoires recommandées en pareil cas.

Vous trouverez décrite sous le nom d'*épisiorrhaphie* cette opération qui n'avait encore jamais été pratiquée, à notre connaissance au moins, pour le traitement des fistules vésico-vaginales et qui a eu dans ce cas un succès complet et durable. L'épisiorrhaphie, bien étudiée par M. le docteur Emmanuel Bourdon (1) dans une remarquable thèse soutenue le 6 mars 1875, a été pratiquée avec succès en 1873 dans un cas par M. Théophile Anger, chirurgien du bureau central, pour un abaissement de matrice (2).

(1) Emmanuel Bourdon, *Des anaplasties périnéo-vaginales dans le traitement des prolapsus de l'utérus, des cystocèles, des rectocèles.* Paris, 1875.

(2) Thèse de E. Bourdon.

QUATRIÈME LEÇON

HÉTÉROPLASTIE (1)

MESSIEURS,

Le but de cette leçon est d'exposer les recherches et observations cliniques que j'ai faites sur la transplantation de certaines parties de peau empruntées à des membres amputés, et appropriées à certaines pertes de substance dans le but d'en obtenir la cicatrisation chez d'autres sujets.

Au mois de juin de cette année, étudiant les moyens de cicatriser une vaste brûlure du membre inférieur ayant détruit tous les tissus jusqu'au fascia, il me vint à l'idée de prendre des portions de tégument couvrant des tumeurs extirpées ou provenant de membres amputés et de les appliquer sur la plaie de la brûlure pour en obtenir la cicatrisation.

J'étais conduit à cette pratique par les succès obtenus à l'aide des greffes épidermiques, étudiées avec tant de soin

(1) La dénomination d'hétéroplastie nous a été proposée par M. le Bon H^{te} Larrey, qui a bien voulu présenter à l'Académie des sciences notre premier travail sur cette intéressante question.

par M. *Reverdin* (de Genève) et expérimentées depuis par un grand nombre de chirurgiens, tels que MM. Coze, Félix Guyon, Dolbeau, Duplay, etc.

Mais je ne croyais pas avoir de grandes chances de succès par ce procédé seul, les études de M. Reverdin semblant avoir démontré que les greffes réussissaient d'une façon d'autant plus parfaite, qu'elles étaient formées plus exactement d'épiderme seule, à l'exclusion de toute parcelle de tissu dermique. Dans tous les cas, j'étais certain de pratiquer une opération absolument inoffensive et dont l'insuccès n'exposait mon blessé à aucun inconvénient. Ce blessé, encore aujourd'hui dans mon service, doit la conservation d'un membre aux différentes *greffes hétéroplastiques* dont voici la relation :

Ma première hétéroplastie fut pratiquée à l'aide de lambeaux cutanés pris sur la face palmaire d'un doigt amputé pour une tumeur fongueuse ayant pris naissance dans les synoviales des tendons : les portions de peau utilisées avaient 1 ou 2 centimètres de circonférence, elles furent appliquées sur la jambe une ou deux minutes après l'amputation et maintenues à l'aide de bandelettes de diachylon. Trois jours après, j'enlevai les bandelettes et je constatai que les parties greffées étaient intimement unies à la surface de la brûlure et manifestement vascularisées.

Il était donc dès ce moment démontré, non-seulement que les greffes cutanées prenaient aussi bien que les greffes épidermiques, mais encore qu'il n'était nullement indispensable d'emprunter ces greffes au sujet lui-même.

Quelques jours après, ayant eu l'occasion de pratiquer la circoncision chez un sujet jeune et bien portant, je pratiquai l'hétéroplastie de la plus grande partie de la muqueuse préputiale enlevée, ainsi que d'une portion de la peau de la verge. J'obtins un résultat aussi satisfaisant que dans le premier cas. Il était probable que, *à priori*, j'obtiendrais avec une portion de muqueuse un résultat aussi satisfaisant qu'avec une portion de peau, la structure de ces membranes présentant une très-grande analogie; l'issue de cette seconde opération vint démontrer de la façon la plus complète que mes présomptions étaient fondées.

Dans une troisième observation clinique, j'utilisai des portions de peau qui entouraient une tumeur des lombes, ainsi que la peau qui recouvrait une tumeur ganglionnaire de l'aine formée consécutivement chez la même malade. Je n'ai dans ce cas utilisé les tissus enlevés qu'après m'être assuré qu'ils n'étaient l'objet d'aucune altération. Enfin, dans une dernière opération j'ai greffé une portion de peau ulcérée au centre. Il était entré dans mon service un jeune homme portant sur le dos du gros orteil gauche un ulcère communiquant avec une bourse séreuse accidentelle. Je pratiquai l'excision du mal, enlevant en même temps une portion de peau saine, de façon à obtenir un lambeau circulaire, ayant à peu près les dimensions de la pièce de un franc. J'ai réussi comme dans les cas précédents; la vascularisation s'est rapidement manifestée dans la partie ulcérée du lambeau qui s'est rapidement cicatrisée.

Dans les quatre séries de faits qui précèdent, tous les lambeaux cutanés ont été greffés peu d'instant après l'opération qui les avait séparés. La greffe était donc faite avec des tissus encore à la température du corps, mais complétement exsangues. Dans les deux dernières séries d'hétéroplasties, j'avais placé les deux sujets l'un auprès de l'autre de façon à pouvoir pratiquer la transplantation sans aucune perte de temps.

Mes observations ne m'ont point encore permis de déterminer le temps minimnm nécessaire pour le succès de l'opération. Il me paraît probable que le lambeau conserve pendant un assez long temps la vitalité suffisante ; mais de nouvelles recherches pourront seules me donner sur cette question une réponse exacte.

En résumé, j'ai fait dix fois sur un même sujet la transplantation de greffes hétéroplastiques, et dans tous les cas cette opération a été suivie de succès.

J'ai employé :

1° La peau de la face palmaire d'un doigt amputé ; 2° la muqueuse préputiale, enlevée par l'opération de la circoncision ; 3° la peau de la région inguinale ; 4° la peau de la région lombaire ; 5° la peau du dos du gros orteil entourant un ulcère chronique entretenu par l'ouverture d'une bourse séreuse (1).

Dans chaque cas, j'ai adapté plusieurs lambeaux en même temps. Toutes ces parties de peau ont été appliquées peu d'instants après l'opération qui les avait séparées des tissus vivants, auxquels elles étaient unies ; elles ont été fixées et maintenues avec des bandelettes agglutinatives et laissées en place pendant deux ou trois jours avant d'être découvertes.

En retirant avec précaution les bandelettes le deuxième et le troisième jour, je me suis aperçu que les lambeaux étaient parfaitement adhérents aux tissus qu'ils recouvraient. On pouvait enlever les bandelettes agglutinatives sans crainte de détruire l'adhérence des lambeaux nouvellement greffés

---

(1) Nous avons eu, depuis ces premières opérations chirurgicales, l'occasion de pratiquer une deuxième série d'hétéroplastics dont les résul'ats seront consignés dans un prochain travail sur le sujet.

aux tissus vivants du voisinage. En exerçant des pressions avec le doigt, on n'arrivait point à détruire l'adhérence; il était facile de reconnaître que l'union était aussi intime que possible et que de nouveaux vaisseaux s'étaient produits entre les parties agglutinées.

Desquamation des lambeaux. — En examinant les lambeaux les jours suivants je m'aperçus, après les avoir légèrement pressés, que l'épiderme devenait moins adhérent et semblait vouloir se détacher. L'épiderme s'est en effet détaché au bout de quatre, cinq ou six jours, laissant la surface dermo-épidermique du lambeau dénudée, rougeâtre comme la surface d'un tégument fraîchement recouvert d'un vésicatoire.

Cette desquamation n'a point empêché la formation de la cicatrice, qui s'est montrée très-rapidement sur toute la surface du lambeau et à sa périphérie; rayonnant ensuite autour du lambeau qui, dans le plus grand nombre des cas, a persisté sous forme d'une élévation sensible pendant plusieurs semaines.

Ce résultat est de nature à faire croire que les greffes dites épidermiques, ne réussissent qu'à la condition d'enlever une lamelle du derme, ce qui paraît en opposition avec les idées de M. Reverdin.

Jusqu'à présent l'hétéroplastie n'a été appliquée que sur deux malades, dans un premier cas pour obtenir la cicatrisation d'une large brûlure, chez un sujet dont le pied et la jambe étaient tombés dans un bassin de zinc fondu, et chez un second malade atteint d'ulcère variqueux de la jambe. Tous les chirurgiens s'accordent à considérer comme très-difficile la cicatrisation des brûlures, quand elles ont détruit sur une large surface toute l'épaisseur de la peau, et l'on considère avec raison comme très-heureux la conservation d'îlots dermiques, alors même que ces îlots sont peu étendus et d'une mince épaisseur.

L'hétéroplastie m'a ainsi donné deux guérisons qui, sans le secours de ce procédé, paraissaient bien difficiles. On peut donc espérer encore d'heureux résultats de cette méthode anaplastique, dont la valeur réelle ne sera bien établie que par de plus longues et plus nombreuses opérations et observations cliniques. Il reste à étudier ce que deviennent les lambeaux et comment ils se conduisent sous l'influence des différents agents auxquels ils peuvent se trouver exposés, etc.

Les tentatives resteront toujours absolument inoffensives, puisque les parties séparées pour d'autres opérations suffisent; et le nombre de cés opérations restera toujours assez considérable dans les grands services hospitaliers pour procurer de nombreux lambeaux.

Le chirurgien devra apporter dans la pratique de l'hétéroplastie la plus grande attention à la recherche des états diathésiques qui pourraient préexister chez le sujet auquel il emprunte le tégument. Ce serait commettre une grande imprudence que de se servir de portions de derme prises sur un sujet cancéreux ou syphilitique.

J'ai entrepris quelques recherches bibliographiques qui m'ont permis de retrouver quelques faits intéressants et peu connus.

J'ai parcouru sans résultat : la thèse de concours de *Blandin* (1); la thèse de concours de *Rigaud* (2); différents mémoires de *Michon* (3), de *Lallemand* (de Mont-

---

(1) Blandin, *Anaplastie ou restauration des parties du corps qui ont été détruites, à la faveur d'un emprunt fait à d'autres parties plus ou moins éloignées.* Paris, 1836.

(2) Rigaud, *De l'anaplastie des lèvres, des joues et des paupières.* Paris, 1840.

(3) Michon, *Mémoire sur l'autoplastie,* etc.

pellier) (1) ; le livre de *Carpue* (2) ; les œuvres de *Dupuy-tren* ; la *Clinique chirurgicale de Larrey* ; les œuvres plus récentes de MM. Denonvilliers et Gosselin, Nélaton et Péan, Follin et Duplay, etc.

Mais, en continuant mes recherches j'ai rencontré deux observations du plus haut intérêt et qui pàraissent avoir passé inaperçues.

Dionis rapporte d'une façon anecdotique *qu'un voleur dans une attaque de nuit ayant eu le nez coupé, courut se faire panser chez un chirurgien, qui lui demanda son nez pour le lui remettre en place. Aussitôt, les camarades du larron sortirent, coupèrent le nez au premier individu qu'ils rencontrèrent et le portèrent tout chaud au chirur-gien, lequel le recolla et le recousit très-heureusement.*

Voilà une hétéroplastie véritable, car il y a bien eu là transplantation, d'un sujet à un autre sujet, d'un lambeau de peau complétement séparée ; cependant Dionis n'a pas vu quelle importance pouvait avoir en chirurgie la trans-plantation hétéroplastique.

J'ai découvert une seconde observation du même genre dans le traité de la rhinoplastie de Labat.

« *Le docteur anglais Savier a acquis la preuve de la possibilité des greffes mutuelles chez deux gentilshommes suédois qui, entraînés par l'enthousiasme de l'amitié, échangèrent chacun un lambeau de peau de la face anté-rieure de l'avant-bras.* »

Ce sont les deux seuls faits précis d'hétéroplastie qui

---

(1) Lallemand, *Restauration d'une plaie de la face*, etc.

(2) J. Carpue, *An account of the succes full operations for restoring a Lost Nose.*

(Tous ces ouvrages nous ont été obligeamment prêtés par M. le baron Hte Larrey, que nous prions de recevoir nos remercîments).

existent à ma connaissance dans les annales de la science.

Nous devons mentionner en terminant une intéressante communication de M. Ollier à l'Académie de médecine (1) dans laquelle se trouve une indication des greffes cutanées hétéroplastiques, et l'article de M. Mathias Duval dans le *Dictionnaire de médecine et de chirurgie pratiques*, sur les greffes en général (2).

(1) Ollier, *Greffes cutanées et résection scapulo-humérale*. Note communiquée à l'Académie de médecine, séance du 2 avril 1872.

(2) Nous venons de recevoir quelques renseignements importants sur de expériences récentes faites sur les greffes hétéroplastiques; nous leur donnerons la place qu'elles méritent dans une prochaine publication.

CINQUIÈME LEÇON

KYSTES HUILEUX TRAUMATIQUES

MESSIEURS,

Nous décrivons sous le nom de *kystes huileux traumatiques*, la maladie chirurgicale à laquelle Morel Lavallée a
donné le nom d'*épanchements séreux traumatiques*. Ces
épanchements, en effet, sont toujours enkystés, comme le
démontrent la clinique et l'anatomie pathologique, et ils
renferment un liquide que nous avons toujours trouvé huileux, et non séreux, comme on le dit généralement. La cavité qui les renferme se comporte, sous l'influence des
agents thérapeutiques, absolument comme les kystes des
cavités séreuses normales ou pathologiques, trochanté-
riennes, prérotuliennes, etc. Le traumatisme peut ainsi,
en faisant glisser la peau sur une aponévrose, ou une
aponévrose sur un os, déterminer la formation immédiate
d'une bourse séreuse, qui, à peine formée, s'enflamme,
et donne lieu à la production d'une collection liquide, du
genre de celle que nous allons étudier.

L'observation clinique suivante nous présente un exemple de cette maladie, occupant un lieu où elle ne paraît pas encore avoir été observée (1).

Une femme de cinquante ans fut admise le 7 février 1874 à l'hôpital Saint-Antoine, présentant des lésions graves, résultat de violences auxquelles elle avait été soumise la nuit précédente. Se trouvant dans la rue Saint-Antoine à une heure avancée de la nuit, elle fut brusquement assaillie par des hommes ivres, qui la renversèrent, et la traînèrent ensuite sur le pavé. Quoique grièvement blessée elle trouva assez de force, pour se rendre d'elle-même à l'hôpital.

Quelques heures à peine après son entrée, on constata un gonflement énorme de la voûte du crâne qui acquit en peu d'instants un volume considérable. Les téguments, soulevés, formaient au-dessus une tumeur volumineuse, molle et fluctuante.

Le développement rapide de cette tumeur, la persistance de la coloration normale de la peau nous firent penser d'abord à une tumeur emphysémateuse de la voûte du crâne, car de semblables tumeurs ont été observées dans cette région, de gaz épanchés sous l'aponévrose occipito-frontale, venant des voies aériennes ouvertes par une solution de continuité des sinus frontaux ou des cellules mastoïdiennes, etc. Mais on sait qu'une infiltration gazeuse dans le tissu cellulaire, autrement dit un emphysème, donne lieu à une crépitation spéciale, résultant du soulèvement des lames celluleuses, lorsqu'on déplace le fluide par la pression du doigt. — Souvent aussi les tumeurs emphysémateuses offrant un certain volume présentent à la percussion une sonorité tympanique.

(1) *Archives générales de médecine,* 5ᵉ série, t. I, 1853.

Or, dans l'observation précédente, il y avait absence complète de ces deux symptômes : crépitation, sonorité tympanique ; je rejetai donc sur-le-champ l'hypothèse d'une pneumatocèle, pour arriver au diagnostic d'épanchement, dit séreux, qui se trouva vérifié par l'opération.

Morel Lavallée en donnant le premier la description de ces épanchements, produits par un glissement de la peau sur les couches sous-jacentes a fait remarquer que la lésion doit être assez étendue, sans toutefois qu'il doive y avoir une déchirure du tissu cellulaire sous-jacent dans une très-grande étendue, pour qu'il se produise une poche accidentelle, dans laquelle les vaisseaux sanguins laissent exhaler de la sérosité.

L'année dernière déjà nous avons observé un de ces épanchements liquides, situé à la région externe et supérieure de la cuisse gauche, c'est-à-dire dans un point où le derme, d'une épaisseur considérable, glisse sur l'aponévrose fascia lata. Il renfermait un liquide d'apparence huileuse. — Dans ces sortes d'épanchements liquides, la fluctuation est beaucoup plus manifeste que dans les épanchements sanguins, et la palpation la plus légère suffit pour faire osciller le liquide d'un point de la poche à un autre, ce qui tient à ce que la collection liquide est enkystée dans un sac incomplétement rempli. Les bords de la tumeur ne présentent pas trace d'ecchymose, et l'on ne sent nulle part de crépitation sanguine.

Ainsi que l'a fait remarquer M. le professeur Gosselin (1), ce liquide a tous les caractères de l'huile et tache le papier à la manière des corps gras. Examiné au microscope, il présente en abondance des cristaux d'acide margarique.

(1) Gosselin, *Clinique chirurgicale*, t. II, p. 627.

Le diagnostic de la maladie étant établi, la tumeur fut incisée à sa partie postérieure dans un point tel, que le décubitus dorsal favorisait la sortie du liquide. Il en sortit immédiatement deux ou trois grands verres d'un liquide huileux, véritable synovie, mélangée, vers la fin, d'une petite quantité de pus. La tête de la malade fut recouverte d'une couche d'ouate, et fortement comprimée à l'aide d'une bande. Cette compression avait pour but de favoriser le recollement des tissus, qui fut vite obtenu.

En résumé, les contusions du tissu cellulaire peuvent produire deux sortes d'extravasations sanguines : l'infiltration et l'épanchement. Mais, ainsi que notre observation clinique le démontre, il peut encore se former un troisième mode d'épanchement, non plus sanguin cette fois, mais simplement séreux, ou encore, huileux.

Ces épanchements traumatiques, non sanguins, indiqués avant Morel Lavallée par Pelletan, Dominique Larrey, Dupuytren, Laugier, etc., ont été observés à la cuisse, à la jambe, aux lombes, à l'aine, etc. Le liquide est généralement d'une limpidité parfaite ou légèrement citrin, comme la sérosité de l'hydrocèle ; il peut avoir une coloration noirâtre, ce qui lui donne alors une grande ressemblance avec le sang veineux.

Dans nos deux observations cliniques, le liquide était huileux et filant, comme celui que l'on remarque dans les kystes multiloculaires de l'ovaire ; ce qui nous a fait adopter la dénomination d'épanchements huileux traumatiques.

Ce liquide huileux est-il produit par la transformation d'un épanchement sanguin ? Nous ne le croyons pas. Car, pour que le sang se transforme en sérum et en caillot, il faut plus de temps que la tumeur n'en met à se former.

En outre, un épanchement sanguin, peu profond, s'accompagne toujours d'ecchymoses, etc. Or, pas plus dans nos observations particulières que dans celles publiées jusqu'à ce jour par différents chirurgiens, on n'a observé le plus petit épanchement sanguin sous-cutané. Ajoutons que dès son début l'épanchement huileux offre une grande fluidité avec absence de crépitation sanguine.

Le liquide huileux des kystes celluleux traumatiques présente donc un caractère intéressant pour le diagnostic ; la fluctuation qu'on y sent est très-franche, et la palpation permet très-bien d'en reconnaître le flux et le reflux ; la viscosité du liquide imprime en outre à cette fluctuation un caractère spécial de tremblotement, que la main apprécie très-facilement, mais qu'il serait difficile de décrire.

La nature des kystes huileux traumatiques étant définitivement reconnue, il ne nous paraît pas nécessaire d'en tracer avec détail la thérapeutique. — Comme dans tous les kystes, le chirurgien peut avoir recours soit à la ponction simple, soit à la ponction suivie d'injection iodée, soit enfin à l'incision, méthode qui nous a paru plus sûre et que nous avons jusqu'ici appliquée, sans avoir observé d'accident. Les moyens thérapeutiques sont nombreux, et leur application sera presque constamment couronnée de succès, car la maladie, très-simple dans sa nature, est par suite d'une guérison facile.

SIXIÈME LEÇON

Messieurs,

Le but que je me propose est de démontrer la possibilité de réunir des tendons divisés depuis longtemps et d'obtenir le rétablissement de leur fonctions, alors même que l'accident qui en a amené la section est ancien, la plaie des téguments cicatricée et les extrémités des tendons assez éloignées l'une de l'autre, pour que leur adossement par la suture et la réunion immédiate soient devenus impossibles.

Au mois de juillet de cette année, entrait dans mon service, à l'hôpital Saint-Antoine, un homme adulte qui avait eu les tendons extenseur commun et extenseur propre du petit doigt divisés six mois auparavant par un instrument tranchant. Le médecin appelé s'était contenté de panser la plaie sans tenter la réunion des extrémités des tendons qui s'étaient écartées et cicatrisées isolément, laissant le petit doigt entièrement privé de son mouvement d'extension et en conséquence fléchi d'une façon permanente sur la paume de la main.

Le malade me pria de tenter une opération ayant pour but de remédier à cette infirmité, et j'y consentis volontiers, connaissant quelques observations intéressantes de réunion de tendons divisés depuis longtemps, dans lesquels MM. Sédillot, Syme, etc. avaient pratiqué la réunion avec succès. Un insuccès ne pouvait rendre la situation plus mauvaise, les mouvements du doigt étant complétement perdus.

Le malade fut anesthésié à l'aide du chloroforme, et je pratiquai sur le bord cubital du dos de la main une incision longitudinale de 10 centimètres.

Les tendons de l'extenseur commun et de l'extenseur propre furent reconnus isolés. Les extrémités de ces tendons étaient écartées d'environ 6 centimètres et très-adhérentes au tissu fibreux de la cicatrice; elles ne présentaient point ces renflements indiqués dans les observations de quelques chirurgiens.

J'isolai les tendons des tissus du voisinage et je passai dans leur épaisseur un fil d'argent, sur lequel j'exerçai quelques tractions, espérant mettre les deux surfaces de section en contact, résultat que je ne pus obtenir.

En mettant la main dans l'extension à l'aide d'une palette et en exerçant une traction sur les fils, je parvins cependant à faire diminuer d'une façon considérable l'espace qui séparait les deux extrémités des tendons; mais cet espace ne put être réduit à moins de 2 centimètres, les fils métalliques furent repliés et la plaie pansée avec un plumasseau de charpie trempé dans le vin aromatique.

Bien que peu satisfait du résultat immédiat, j'espérais cependant que l'inflammation amènerait la formation d'une cicatrice assez forte pour réunir à distance les tendons par un tissu intermédiaire, ce qui pourrait permettre au doigt de reprendre ses mouvements.

La plaie se couvrit rapidement de granulations, et trois semaines après l'opération, les fils tombèrent d'eux-mêmes et furent trouvés dans le pansement. La cicatrisation complète ne se fit pas longtemps attendre, et je pus constater alors, en enlevant l'attelle palmaire, que le doigt auriculaire conservait sa rectitude, et atteignait ainsi aux limites de son extension.

La flexion était devenue un peu difficile; mais, après quelques semaines d'exercice, elle était revenue, un peu moins facile cependant que pour les autres doigts.

L'opération a donc eu un résultat satisfaisant, puisque le

malade a recouvré les mouvements de son doigt, qui, sans cette heureuse intervention de l'art, étaient à tout jamais perdus.

Les chirurgiens sont unanimes sur la question de l'utilité des sutures tendineuses dans les cas de plaies récentes. Il était probable qu'une section tendineuse ancienne guérirait avec une égale facilité après un nouvel avivement et une suture, mais on pouvait craindre que le résultat ne fût nul dans le cas où l'opérateur ne pourrait parvenir à établir le contact des extrémités divisées des tendons.

L'observation clinique que je publie démontre que, même dans ce cas, il ne faut point désespérer d'obtenir une terminaison heureuse.

Nous avons rencontré, en parcourant les ouvrages de chirurgie et les recueils périodiques, une observation fort intéressante qui présente une grande analogie avec le fait plus récent que nous venons de rapporter. Elle appartient à M. Chassaignac (*Gazette des hôpitaux*, 1854, p. 195). Les tendons fléchisseurs du pouce et de l'indicateur avaient été divisés par un fragment de carafe, et la plaie, après avoir suppuré, s'était cicatrisée, laissant une perte du mouvement de flexion du pouce et de l'indicateur. Le bout inférieur du tendon divisé adhérait à la cicatrice ; car si l'on saisissait le bord inférieur de cette cicatrice 'au moyen de l'ongle, et si l'on cherchait à le tirer de bas en haut, on déterminait aussitôt la flexion de l'indicateur.

M. Chassaignac conçut l'idée de ramener le bout supérieur du tendon au contact de la cicatrice. Il mit à découvert les tendons fléchisseurs dans une étendue de deux travers de doigt, et sépara avec soin des parties environnantes le bout supérieur du tendon, dont l'extrémité était renflée. Le chirurgien traversa cette extrémité renflée d'un fil à ligature,

et mit ce tendon en contact avec la cicatrice, par un point
de suture dont les deux chefs furent fixés au dehors.
Il n'y avait eu aucun avivement préalable du tendon. Au
bout de six jours, la réunion était presque complète et la
jeune fille commençait à fléchir l'indicateur. La guérison
fut achevée en quinze jours et les mouvements abolis furent
rétablis.

Il est facile de tirer de ces deux observations un enseigne-
ment pour la conduite que le chirurgien doit tenir dans des
cas analogues (1). On devra mettre à nu les tendons vicieuse-
ment consolidés, et les réunir à l'aide de fils métalliques
passés dans leurs deux extrémités, sans se préoccuper beaucoup de l'avivement, dans le cas où les tendons peuvent être
mis au contact, et conserver encore beaucoup d'espoir dans

(1) « M. Tillaux vient de présenter à la Société de chirurgie un malade sur
lequel il a pratiqué une très-heureuse opération autoplastique. Ce malade,
un mois environ avant que M. Tillaux ne le vit, avait été blessé avec un de
ces crochets qui servent aux hommes de peine à soulever des ballots pe-
sants ; il avait eu une lésion de la face dorsale de la main droite, pour laquelle il ne s'était pas fait soigner. Entré dans le service de M. Tillaux pour
une autre maladie, ce chirurgien habile s'aperçut de l'état dans lequel cet
accident avait laissé la main droite de cet homme. L'annulaire et le petit
doigt étaient fléchis dans la paume de la main. Ils ne répondaient en rien à
l'action des muscles extenseurs. Lorsqu'on examinait la face dorsale, on sentait, vers la partie moyenne et interne du métacarpe, un bourrelet arrondi
correspondant à l'extrémité des tendons rompus. M. Tillaux croyait que ce
bourrelet était formé par l'extrémité supérieure des tendons ; aussi, lorsqu'il
les eut mis à découvert, il fut très-désappointé en s'apercevant qu'il avait sous
les yeux le bout inférieur et qu'il lui était impossible d'atteindre le bout supérieur, à moins de faire subir au malade des délabrements considérables.
Aussi, il lui parut plus simple de réunir ces deux tendons au tendon voisin,
c'est-à-dire à celui du médius. Pour arriver à ce résultat, il fit une boutonnière dans ce dernier tendon, puis, il y introduisit les deux extrémités tendineuses, après les avoir rafraîchies, c'est-à-dire après avoir enlevé les bour-
relets arrondis qui les terminaient. Ceci fait, il fixa le tout ensemble à l'aide
d'un seul point de suture métallique fait avec un fil d'argent. » (*Gazette médicale de Paris*, 30 janvier 1875. *De l'autoplastie dans ses rapports avec les
sutures tendineuses*, par le docteur Coyne.)

les cas plus rares où, comme nous l'avons vu, la réunion ne peut être que médiate ; car, et notre observation clinique le démontre, le bourgeonnement du tissu cellulaire suffit à sa soudure, et la réunion à distance s'obtient aussi facilement que dans les opérations ordinaires de ténotomie.

SEPTIÈME LEÇON

LIPOME PROFOND DU BRAS ADHÉRENT A LA FACE INTERNE DE L'HUMÉRUS

MESSIEURS,

C'est dans le but de compléter l'histoire des tumeurs lipomateuses sous-aponévrotiques que nous reproduisions une observation clinique de lipome profond du bras avec les détails de l'opération que nous avons pratiquée. Les chirurgiens qui ont écrit sur le lipome ont eu généralement en vue le lipome superficiel qui se développe dans le tissu sous-cutané; si nous en exceptons MM. Broca, Verneuil, H^le Larrey, peu d'observateurs se sont occupés avec une attention soutenue du lipome sous-aponévrotique, et l'histoire de la maladie ne repose pas encore sur un nombre de faits suffisants.

La malade, objet de l'observation clinique, était âgée de trente ans environ; elle vint réclamer mes soins à la consultation de l'hôpital, au mois d'août de cette année, et fut admise dans mon service des femmes, salle Sainte-Madeleine.

La tumeur assez mal circonscrite descendait jusqu'au voisinage

de l'épicondyle dont la séparait un intervalle de 2 à 3 centimètres. Elle remontait jusqu'à la partie moyenne du bras.

La tumeur était très-peu consistante, elle était presque molle
dans toute son étendue et présentait une apparence de fluctuation
qui pouvait induire en erreur sur sa véritable nature. La peau
qui la recouvrait n'avait point changé de couleur; elle était blan-
che, médiocrement vascularisée.

La tumeur brachiale dont nous parlons ne présentait ni battements, ni bruits de souffle et ne déterminait que peu de douleur.

Une ponction fut pratiquée à l'aide du trois-quarts explorateur,
dans le but d'apporter une nouvelle donnée au diagnostic; comme
elle ne donna lieu à l'écoulement d'aucun liquide, les présomptions se transformèrent en certitude, et je portai le diagnostic :
Lipome, sans déterminer d'une façon précise la position de la
masse graisseuse qui paraissait devoir être située dans le tissu cellulaire sous-cutané.

Le diagnostic semblant être établi d'une façon exacte, l'opération fut décidée et exécutée de la façon suivante. La malade ayant
été soumise au chloroforme, une incision cruciale fut pratiquée
à la partie culminante de la tumeur. Les lambeaux cutanés, résultant des deux incisions perpendiculaires, furent disséqués,
c'est-à-dire séparés des tissus sous-jacents.

Cette dissection ne put être pratiquée qu'avec de grandes difficultés, l'adhérence des téguments avec le tissu graisseux sous-
cutané, qui semblait être la couche superficielle du lipôme, étant
très-considérable. Cette adhérence de la peau à la couche graisseuse sous-cutanée fit penser que bien probablement on se trouvait dans un tissu graisseux qui était séparé du reste de la tumeur. En effet, en incisant perpendiculairement à l'axe du bras,
ce tissu cellulo-adipeux sous-cutané qui avait une épaisseur cinq
à six fois plus considérable qu'à l'ordinaire, il devint possible de
découvrir la face antérieure du muscle biceps déplacée et considérablement élargie. Cette face antérieure du muscle biceps présentait une forte convexité en avant et, en pressant du bout du
doigt sur ses fibres, on éprouvait la même sensation de mollesse
qui m'avait frappé avant de commencer l'opération; la tumeur
était donc située au-dessous du muscle biceps.

Le muscle biceps fut divisé couche par couche et crucialement. Comme il était très-aplati, cette division s'obtint en deux ou trois coups de istouri et, au travers de la boutonnière musculaire, vint faire hernie une tumeur graisseuse arrondie et enkystée, grâce à l'existence d'une enveloppe celluleuse épaisse et transparente.

Le doigt introduit autour de ce lipome profond en acheva l'énucléation, qui se trouva complète, sauf en un point situé à la partie la plus postérieure et interne. Par cette partie postérieure et interne de la surface, la tumeur sous-bicipitale adhérait à une autre tumeur plus profonde encore et d'une nature identique, quoique de moindre volume. En exerçant des tractions sur l'ensemble de la production pathologique, je parvins à constater l'existence d'une forte bride fibreuse qui unissait, d'une façon intime, la seconde tumeur au périoste de la face interne de l'humérus.

Les adhérences fibreuses périostales qui constituaient au lipôme une sorte de pédicule furent divisées moitié par section, moitié par torsion et arrachement.

La nature de la tumeur fut facilement reconnue à l'aide d'une coupe pratiquée dans toute l'épaisseur et il fut facile d'apprécier le volume des différents lobes graisseux qui entraient dans sa composition.

L'opération étant terminée, on procéda au pansement qui fut pratiqué à l'aide de boulettes de charpie trempées dans le vin aromatique et introduites à l'intérieur de la plaie, mode de pansement qui, à mon avis, a tous les avantages du pansement à l'alcool sans en avoir les inconvénients. La plaie granula régulièrement et parvint en moins d'un mois à une cicatrisation complète.

Cette observation est intéressante à plusieurs points de vue.

La *fausse fluctuation* simulait la *vraie fluctuation* d'un kyste ou d'un abcès. M. le professeur Broca a conseillé dans les cas de ce genre, pour dissiper les incertitudes du diagnostic, d'étudier comparativement la fluctuation dans

le sens de la longueur et dans le sens de la largeur; Il est
rare que la fausse fluctuation se fasse sentir également
dans toutes les directions, phénomène qui se présente dans
le cas de la vraie fluctuation, due au déplacement d'un
liquide.

Un second moyen proposé pour triompher des incertitudes n'est applicable qu'aux tumeurs d'un grand volume.
Il consiste à faire exercer une forte pression transversale
sur le milieu de la tumeur, par le bord de la main d'un aide,
pendant que le chirurgien cherche avec les deux mains à
renvoyer d'une extrémité à l'autre les oscillations produites
par des pressions alternatives. S'il s'agit d'un liquide, la
pression transversale n'arrête pas le flot ; tandis qu'elle at-
ténue considérablement l'oscillation, s'il s'agit d'une tumeur
solide.

M. Broca ajoute avec raison que ces deux moyens de diagnostic, souvent utiles, ne sont point absolus. Dans le cas
présent ils n'avaient été d'aucun secours.

Observant que la ponction pratiquée avec le trois-quarts
explorateur n'avait donné lieu à la sortie d'aucun liquide;
que l'instrument ne jouait point librement dans l'épaisseur
du tissu, comme cela se produit dans les encéphaloïdes;
réfléchissant en outre à la lenteur du développement de la
maladie et à l'absence de tout signe de cachexie, nous
avions diagnostiqué une tumeur graisseuse, procédant ainsi
par élimination, méthode avantageuse surtout dans les cas
difficiles et à symptômes peu tranchés.

L'hypertrophie du tissu cellulo-graisseux sous-cutané au
voisinage du lipome profond, c'est-à-dire dans les points
où ce tissu cellulaire était soumis à des pressions et à des
frottements constants, constitue encore une particularité
intéressante et qui confirme l'opinion admise par les au-

teurs : que les lipomes sont produits dans quelques cas
par le traumatisme continu, résultant du frottement de
la peau et du tissu graisseux sous-cutané contre les apo-
névroses ou les os. Le frottement ne permet point d'expliquer le développement des deux tumeurs graisseuses
sous-musculaires,

L'adhérence cellulo-fibreuse très-solide, qui unissait le
prolongement interne de la tumeur au périoste de l'humérus, constitue un phénomène de même ordre que ceux si-
gnalés par M. Jules Cloquet et M. le professeur Verneuil,
qui ont vu des lipomes libres dans leur origine s'unir consécutivement par de très-forts liens fibreux aux muscles et
même aux nerfs.

HUITIÈME LEÇON

OVARIOTOMIE

MESSIEURS,

L'ovariotomie, opération qui s'est difficilement acclimatée en France, compte maintenant un si grand nombre de succès que les chirurgiens les plus prudents lui ont donné place parmi les opérations d'une indiscutable utilité. Grâce aux travaux de MM. Gosselin, Richet, Larrey, Péan, Labbé, Lefort, Kœberlé, etc., cette opération difficile est aujourd'hui soumise à des règles précises et donne même dans les plus mauvais cas, une proportion remarquable de succès. Notre pratique, encore restreinte, se borne à trois cas très-graves de kystes multiloculaires, adhérents dans la plus grande partie de leur étendue; nous n'avons obtenus qu'une guérison.

Voici l'observation complète de ce cas de succès telle qu'elle a été recueillie par M. le docteur Barthélemy, alors interne à la maison de retraite des Ménages, où l'opération a été pratiquée.

Madame S. P., de Paris, demeurant passage du Caire, fleuriste, âgée de trente-deux ans, d'une constitution assez faible, très-nerveuse, fut admise au commencement de septembre 1868 à l'hospice des Ménages (Issy) pour y subir l'ovariotomie.

Elle n'a jamais été bien réglée. L'époque cataméniale s'accompagnait de pesanteur et de douleurs dans le bas-ventre ; l'écoulement sanguin manquait souvent et était toujours peu abondant ; quelques taches seulement d'après la malade. Elle n'a point eu de grossesse.

A l'âge de dix-huit ans, elle vit son ventre augmenter progressivement ; il y avait en même temps des douleurs dans l'abdomen, des nausées et des vomissements. Elle se crut enceinte. un médecin lui dit que c'était une ascite.

Au bout de cinq à six mois, le gonflement s'arrêta, puis diminua, les douleurs disparurent. A vingt et un ans (c'est-à-dire en 1857), la malade sentit une boule de la grosseur d'un œuf, mobile dans le flanc gauche. Cette tumeur augmenta lentement pendant les années suivantes ; de temps en temps elle était le siége de douleurs. Enfin, dans ces dernières années (1867-68), l'accroissement prit une marche plus rapide ; les accès de souffrances devinrent plus pénibles et plus fréquents. En même temps les troubles digestifs s'accentuaient, les vomissements devenaient quotidiens, l'amaigrissement et le nervosisme faisaient des progrès. La malade eut des attaques d'hystérie. Constipation opiniâtre. Miction un peu plus fréquente, urines normales. Engourdissement et douleurs vagues dans la jambe droite. Rien du côté des organes thoraciques que les troubles résultant des conditions mécaniques.

Malgré une altération profonde de la nutrition, le moral resta excellent.

Quand nous vîmes la malade, le ventre était très-saillant, régulier, sans bosselure. La matité s'étendait surtout en largeur. La circonférence de l'abdomen au niveau de l'ombilic mesurait 108 centimètres. Les parois distendues étaient parcourues par des veines dilatées. La consistance de la tumeur semblait uniforme, élastique plutôt que fluctuante. Le choc produit par le doigt se transmettait facilement suivant tous les diamètres. Point de souffle à l'auscultion, mais un murmure lointain. Utérus en antéversion et peu mobile.

Les douleurs vives qui s'étaient produites à diverses reprises, surtout dans les régions inguinales et crurales, avec ou sans accompagnement de frissons et de vomissements, les tiraillements que la malade ressentait dans le bassin ou aux lombes, suivant qu'elle était couchée ou debout, les sensations pénibles et même douloureuses auxquelles donnaient lieu la défécation et le simple déplacement des gaz dans l'intestin, enfin le peu de mobilité de la tumeur et de l'utérus semblaient en rapport avec des péritonites partielles et des adhérences multiples. Enfin la marche prolongée et le développement par saccades faisaient penser à l'existence de produits de nature variée.

M. Benjamin Anger attendit pour opérer que la malade fut habituée à son nouveau milieu; la santé générale et les forces se raffermirent un peu; le moral était excellent. — L'ovariotomie eut lieu le 10 septembre, avec le concours de M. le docteur Molland, médecin des hôpitaux. Incision de 13 à 15 centimètres entre l'ombilic et le pubis; ponctions successives d'un kyste principal et de plusieurs autres poches moins volumineuses. — Liquide visqueux, mais de densité et couleur variées : opalin, blanchâtre, jaunâtre, gris sale, sanguinolent et même noirâtre, suivant les poches. — Masse résistante occupant le petit bassin, formée de parties fibreuses et de loges nombreuses, très-variables pour les dimensions et le contenu. On réduisit autant que possible le volume de cette masse à l'aide de ponctions réitérées. — Adhérences très-nombreuses à tous les organes voisins : épiploon, intestin grêle, cæcum et appendice, S iliaque et rectum; péritoine des fosses iliaques, des régions inguinales et hypogastrique, vessie et utérus.

Ces adhérences, en général peu vasculaires, nécessitèrent néanmoins 6 ou 8 ligatures qui furent abandonnées dans l'abdomen; et de nombreuses torsions. On détruisit ces adhérences soit avec le doigt, soit avec des ciseaux ou avec le bistouri. Au niveau de l'utérus la difficulté fut extrême; il fallut entamer le tissu musculaire de l'organe: les deux ovaires étaient malades; l'implantation se faisait par une large base et il n'y avait pas de pédicule proprement dit. Le chirurgien fit une sorte de pédicule à l'aide des restes du ligament large droit et de la masse solide; l'amena à l'angle inférieur de la plaie et le serra avec une forte ligature puis appliqua le *clamp*. La cavité abdominale ayant été lavée et épongée, les anses intestinales et l'épiploon essuyés et remis en place, la réunion fut opérée par trois points de suture profonde (grosses aiguilles d'argent munies de pointes en fer de lance) et plusieurs points de suture superficielle (fils d'argent). La perte de sang fut peu considérable.

La tumeur pesait 10 kilogrammes, dont 2 pour la masse solide et le reste pour le liquide contenu.

L'opération avait duré une heure et un quart, la malade ayant été pendant tout le temps maintenue sous l'influence du chloroforme.

Après quelques heures d'affaissement et de refroidissement, une assez vive réaction se manifeste. A cinq heures du soir le pouls s'élève à 132, la température à 39°. — Respiration rapide; soif vive, envies d'uriner extrèmement fréquentes, miction naturelle, douleur et pesanteur dans l'abdomen.

Bouillon froid, champagne à la glace, 8 centigrammes d'extrait thébaïque dans la soirée.

On maintient continuellement sur la plaie des gâteaux de charpie imbibés d'alcool.

11 septembre. — La malade est plus calme. Les douleurs abdominales et la soif sont moins vives. Cependant le pouls est encore à 132, la chaleur à 39°,2. Trois vomissements dans la matinée. Même traitement, de temps à autre on remplace le champagne par de l'eau glacée additionnée de sirop d'écorces d'oranges, 6 centigrammes d'extrait thébaïque dans la soirée.

Le 12. — Pouls, 112; température, 38°,4; respiration, 28. La malade se plaint toujours d'élancements dans l'abdomen, qui s'est un peu ballonné. Elle est prise de hoquet. Cependant la langue et le facies restent satisfaisants.

Traitement *ut supra*; potage au lait.

Le 13. — Le sommeil a été plus prolongé. L'amélioration continue pendant le jour. La malade mange une côtelette.

Traitement *ut supra*.

Le 14. — Pouls, 90; température, 37°,5; respiration, 22.

Une selle naturelle et copieuse.

Le 15. — Le pouls remonte à 116, la température à 38°,6. La face jaunit, exprime l'abattement et la souffrance. Le ventre est tympanisé; coliques; douleurs à la pression dans la fosse iliaque gauche. Selle abondante. La plaie a bon aspect, sans pus ni odeur; on enlève les trois aiguilles à suture profonde.

Le 16. — État de malaise comme la veille. Dans la soirée, excitation, loquacité, divagation, plusieurs vomissements.

Le 17 et le 18. — Amélioration notable; l'appétit renaît; cependant le pouls et la température restent au-dessous de l'état normal. Les vomissements cessent. Selles diarrhéiques.

Le 19 et le 20. — Le ventre se tend de nouveau. Matité et douleur dans la fosse iliaque droite. Selles diarrhéiques et vomissements après chaque repas.

Du 21 au 30. — Alternatives de constipation et de diarrhée; il y a des vomissements presque tous les jours. Empâtement et douleur dans la fosse iliaque droite. Léger mouvement fébrile continu. Cependant on alimente la malade et on la lève tous les jours quelques instants. Les vomissements cessent, les douleurs abdominales, la tension, l'empâtement, disparaissent. L'appétit et le sommeil reviennent. La malade reprend de la confiance et des forces.

Le 5 octobre la malade se trouve assez bien pour qu'on la descende au jardin. La convalescence dès lors marche rapidement. Enfin, quinze jours plus tard la malade quitte l'hospice d'Issy complétement rétablie.

Un mois après madame S. P. reprend son travail de fleuriste. Elle se trouve si bien, qu'elle néglige de porter une ceinture hypogastrique qui lui a été recommandée; mais une légère éventration l'oblige à recourir à l'usage d'un appareil que depuis elle n'a plus quitté.

Six semaines après l'opération, la malade, chez qui les règles s'étaient à peine établies, puisqu'elles n'avaient apparu qu'une dizaine de fois depuis la puberté et très-faiblement, se trouve atteinte de pertes abondantes. Le mois suivant, le même phénomène se manifeste.

Cet état s'est compliqué depuis deux mois de nouveaux symptômes : ce sont des crampes dans les bras et les jambes, des engourdissements, des fourmillements dont elle s'aperçoit principalement au réveil.

Aujourd'hui elle est méconnaissable ; sa face, sans être bouffie, est pleine, les épaules singulièrement arrondies par une épaisse couche graisseuse ; les seins ont participé à cette augmentation de volume, mais en bien moins forte proportion ; autrefois ils étaient à peine développés, en ce moment la glande paraît perdue au milieu de pelotons graisseux. L'auréole et le mamelon sont d'ailleurs normalement conformés.

Les hanches sont énormes, etc.

Le ventre porte, de l'ombilic au pubis, une cicatrice de 12 centimètres environ de longueur sur 2 de largeur ; on voit encore d'une façon très-évidente la trace des sutures abdominales. La cicatrice est forte et résistante, excepté à l'angle inférieur de la plaie où la paroi est amincie ; il s'est produit en ce point une légère éventration, facilement réductible. La peau qui la recouvre est extrêmement mince.

Le palper abdominal présente quelques difficultés, par suite de l'hypertrophie graisseuse de la paroi antérieure de l'abdomen. Néanmoins on arrive parfaitement à reconnaître l'absence de tumeur dans le bassin, etc.

Cette observation présente un grand intérêt, non-seulement parce qu'elle nous montre combien les ressources de la chirurgie peuvent être puissantes même dans les cas les plus graves, mais encore parce qu'elle nous permet de nous rendre compte des conséquences éloignées de l'ovariotomie.

Le kyste était adhérent dans les trois quarts de sa surface ; la dissection fut aussi laborieuse que possible ; enfin des ligatures furent portées sur des artères ouvertes profondément dans le bassin. Ces ligatures perdues se sont enkystées et séjournent dans les tissus, sans que leur présence soit accusée par aucun trouble, inflammation ou douleur.

Nous ferons surtout remarquer l'énorme développement du tissu cellulo-adipeux sous-cutané depuis l'opération, et les modifications produites dans la voix qui a pris le timbre particulier à la voix de l'homme.

HYSTÉROTOMIE

Hystérotomie par gastrotomie.
Hystérotomie vaginale par écrasement linéaire dans un cas de cancer
épithélial du col utérin. — Guérison.

J'ai pratiqué deux fois l'hystérotomie. Dans un premier cas, il s'agissait d'une femme atteinte de kystes de l'ovaire compliqués de fibromes ovariques et utérins. L'opération faite par la gastrotomie fut extrêmement laborieuse et la malade succomba dans la matinée du lendemain.

Dans un second cas, j'avais à traiter une femme atteinte de cancer du col utérin et qui réclamait impérieusement une opération radicale.

Assisté de mes deux confrères MM. les docteurs Saison et Legrand, je pratiquai l'opération au domicile de la malade, rue du Commerce à Grenelle : une forte pince à mors fut appliquée sur la tumeur qui fut abaissée par des tractions lentes et soutenues.

La chaîne du serre-nœud fut ensuite appliquée sur la tumeur, portée le plus haut possible et enfin fixée en serrant l'écrou, puis peu à peu, par la manœuvre de l'instrument, la matrice se trouva d'abord fortement étranglée puis divisée d'une façon complète et sans hémorrhagie.

La malade qui avait été soumise au chloroforme n'accusa aucune douleur.

L'examen de la partie enlevée, nous montra que la section avait dépassé l'étendue des tissus malades ; *les trois quarts inférieurs de l'utérus avaient été enlevés*, comme le démontre encore l'examen de la pièce anatomique qui est conservée dans notre collection particulière.

Une petite quantité de sérosité péritonéale s'échappa de
la plaie qui ne donna presque pas de sang, les cuisses de la
malade furent rapprochées et la guérison se fit avec la plus
grande simplicité ; il ne se montra ni douleur de ventre, ni
vomissements et le pouls ne dépassa jamais 80 (1).

(1) Un an après l'opération, l'état de santé de la malade était satisfaisant,
et aucune récidive ne s'était montrée.

NEUVIÈME LEÇON

RÉDUCTION EN MASSE DE LA HERNIE INGUINALE ÉTRANGLÉE

Hernie inguinale entéro-épiploïque étranglée et hernie inguinale irréductible du même côté. — Réduction en masse de la hernie étranglée. — Mort. — Autopsie.

MESSIEURS,

Nous venons d'être témoins d'un fait chirurgical dont la relation présente un grand intérêt pratique nous montrant une disposition très-rare et dont le diagnostic est entouré des plus grandes difficultés.

Le 22 décembre 1874 un ouvrier boulanger, âgé de quarante-cinq ans, se présentait à notre consultation souffrant dans la région de l'aine droite et présentant en même temps des douleurs de ventre, des vomissements et de la constipation. Une hernie qui siégeait de ce côté et qui était habituellement maintenue par un bandage, était sortie la veille au matin et n'avait pu être réduite ni par le malade ni par un médecin qui avait été appelé dans la soirée. Nous trouvant en face d'une hernie habituellement maintenue par un bandage, sortie depuis plus de vingt-quatre heures, nous devions admettre l'existence d'une hernie étranglée; mais il y avait encore de grandes chances pour que le taxis pût être pratiqué avec succès. Le malade fut soumis à l'action du chloroforme dans le but de faciliter le taxis, nous réservant de pratiquer ensuite la kélotomie si cela devenait nécessaire.

Le malade étant parvenu à la période de résolution, le taxis fut pratiqué avec une certaine force, mais sans violence et d'une façon méthodique, en appliquant les mains au niveau du collet et le long du corps de la hernie sans presser sur le fond du sac. Après dix minutes environ de ces manœuvres, un gargouillement se fit entendre et la tumeur diminuant d'une façon considérable, nous eûmes la pensée que la hernie était réduite ; cependant il restait encore une tuméfaction d'un certain volume, molle, pâteuse, et se prolongeant profondément dans le canal inguinal.

Le malade se sentit soulagé après l'opération. Il alla à la garderobe et nous assura que la réduction était bien complète ; que depuis longues années la hernie ne rentrait jamais davantage. Il fallait admettre alors que nous nous trouvions en face d'une épiplocèle adhérente irréductible, constituant un des éléments d'une entéro-épiplocèle étranglée. La journée fut aussi bonne que possible, mais dans la nuit, de vives douleurs dans le ventre, de la fièvre et des vomissements se manifestèrent et notre malade succomba vers les deux heures du matin, après avoir passé une journée qui donnait beaucoup d'espoir.

Les accidents survenus pendant la nuit, après une journée de calme, devaient faire penser au développement d'une péritonite par propagation de l'inflammation qui accompagne toujours l'étranglement intestinal. On aurait pu penser encore que l'intestin avait été réduit, perforé, bien que dans cette hypothèse il fût difficile de s'expliquer la rémission des symptômes et le calme qui avait suivi l'opération, avait persisté pendant toute la journée, et pendant une partie de la nuit. Le taxis bien que pratiqué avec une assez grande force, avait été fait d'une façon méthodique et sans violence; il n'avait pas duré plus de dix minutes.

Il y avait dans tous les cas quelque chose de très-anormal et j'engageai mes élèves à pratiquer l'autopsie avec le plus grand soin, ce qui fut fait, et nous montra une disposition intéressante.

La peau et le tissu cellulaire sous-cutané ayant été enlevés nous pûmes facilement nous rendre compte de la nature de la tumeur inguinale qui avait résisté au taxis : c'était, comme nous l'avions pensé du vivant du malade, une hernie épiploïque dans laquelle l'épiploon était adhérent à presque toute la face interne du sac. Cet épiploon ne portant aucune trace de contusion, ne présentant point de cavité centrale, il était impossible que, à aucun moment de la maladie, l'intestin fût venu s'interposer entre ses plis.

Une incision pratiquée à la paroi abdominale, nous permit de constater l'existence d'un autre sac herniaire situé à la partie externe de l'anneau inguinal interne, dans le tissu cellulaire sous-péritonéal de la fosse iliaque.

Les rapports de cette seconde hernie, qui consistait en une entérocèle étranglée intra-abdominale, avec l'épiplocèle inguinale, méritaient d'être déterminés avec la plus grande attention ainsi que les rapports des collets des deux sacs herniaires : car il était évident que, l'étranglement portant sur une seule des hernies, le collet ne pouvait être unique, comme un premier examen anatomique aurait pu le faire admettre.

En regardant par le ventre on n'apercevait en effet qu'un seul orifice ou collet (D, fig. 4) correspondant à l'anneau inguinal interne ; par cet orifice pénétrait dans la hernie le grand épiploon à droite et à gauche une anse de l'iléon.

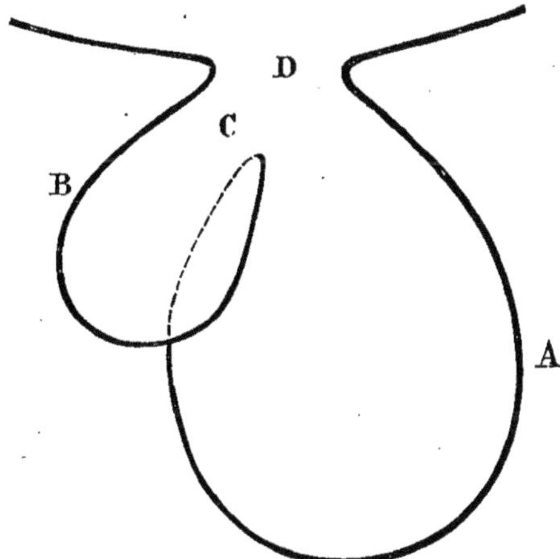

Fig 4. — Système de deux hernies l'une inguinale entéro-épiploïque étranglée et l'autre épiploïque irréductible (*).

Si pour pratiquer un examen plus attentif, on incisait successivement les deux sacs herniaires contigus, une disposition des plus curieuses se présentait aux yeux de l'observateur. Voici cette disposition : deux autres collets se trouvaient plus profondément placés et il y avait ainsi dan ce cas deux hernies juxtaposées, s'ouvrant dans le péritoine par un orifice unique et présentant en outre chacune un collet particulier. Une seule de ces hernies consistant dans une entéro-épiplocèle, avait été réduite en masse et l'étranglement n'avait point été levé. L'anse intestinale étranglée était très-fortement congestionnée, mais

(*) A. Sac herniaire de la hernie épiploïque irréductible ; B. Sac herniaire entéro-épiploïque ; C. Collet de la hernie entéro-épiploïque, agent passif de l'étranglement ; D. Collet commun aux deux sacs.

ne présentait ni eschare ni perforation : en même temps
qu'un anse d'iléon on trouvait encore une notable portion de l'épiploon, qui se trouvait ainsi faire partie des
deux hernies, étranglé dans l'une, non étranglé dans
l'autre.

En résumé, l'observation clinique que nous venons de
rapporter et l'examen anatomique qui l'accompagne mon-
trent l'exacte disposition d'un système de deux hernies
à sacs contigus et l'existence de deux collets dont l'un
seulement avait déterminé un étranglement qui par sa persistance devint mortel.

Il est évident que le diagnostic devait errer, et pour plusieurs causes : la rémission des symptômes, en premier
lieu, devait faire croire à une réduction obtenue avec
succès; et en outre, le malade qui était fort intelligent et
habitué à s'observer, nous disant que la hernie ne rentrait
jamais d'une façon plus complète, nous devions supposer
que le taxis s'était exercé sur une entéro-épiplocèle à épiploon adhérent; cas dans lequel, le taxis, tout en ne portant
que sur une partie du contenu du sac, peut remédier
cependant aux accidents d'étranglement, si c'est l'intestin
qui est réduit.

Le diagnostic de la hernie étranglée réduite en masser,
est généralement facile; la persistance des symptômes après
le taxis, indiquant nettement que le cours des matières
n'est pas rétabli. D'autres causes que la constriction de l'intestin peuvent cependant empêcher la circulation des
matières fécales, et une erreur est souvent difficile à éviter.
Dans le cas particulier que nous avons observé, l'existence
d'une disposition anatomique rare, d'un diagnostic impossible à établir, devait fatalement nous induire en erreur;
mais il existe encore d'autres causes que nous devons

énumérer et qui peuvent rendre dans quelques cas, le diagnostic sinon impossible, du moins très-difficile.

Le liquide contenu dans le sac herniaire, rentrant dans
le ventre, sous l'influence du taxis, la tumeur peut diminuer d'une façon assez considérable pour que le chirurgien
pense avoir réduit la partie intestinale d'une entéro-épiplocèle. Le liquide contenu dans l'intestin peut également
être chassé dans le ventre et produire une diminution considérable de la tumeur, comme l'admet M. le professeur
Gosselin.

Il peut se faire en outre que, la hernie bien que réduite,
l'étranglement persiste, étant produit par des brides
fibreuses intra-péritonéales ou des perforations de l'épiploon. Il peut y avoir enfin coïncidence d'une hernie
réductible non étranglée avec une hernie étranglée, profondément située, inaccessible à la main du chirurgien.
Enfin il peut y avoir en même temps un étranglement
interne, etc.

On a signalé comme cause d'obstruction intestinale,
l'inertie de l'intestin par inflammation, mais je m'expli-
que mal qu'une entérite puisse déterminer une obstruction
intestinale persistante.

Si le malade qui fait l'objet de cette leçon n'était pas
mort si rapidement, je n'aurais point hésité, voyant l'étranglement persister, à inciser le canal inguinal et à recher-
cher l'anse intestinale étranglée, imitant la conduite de
Dupuytren et de Nélaton (1) qui parvinrent dans deux
cas de ce genre à lever l'étranglement. Voici l'observa-

(1) Nous regrettons de ne pouvoir reproduire l'observation de Nélaton qui
n'a jamais été publiée et que malheureusement nous ne pouvons citer que
de souvenir. Il s'agissait d'une hernie inguinale, la persistance de l'étranglement après la réduction ayant été démontrée par l'ingestion de deux
gouttes d'huile de croton. L'opération fut pratiquée et le malade guérit.

tion très-intéressante que j'emprunte à la clinique chirurgicale de cet illustre chirurgien.

Antoine Prevot, âgé de cinquante-cinq ans, marchand emballeur, portait, depuis l'âge de six mois ou un an, deux hernies inguinales ; il ignorait la cause qui avait pu les produire. Elles étaient du volume d'un œuf de pigeon, sortaient et rentraien facilement. Elles avaient été longtemps maintenues par un double bandage : le malade en avait cessé l'usage depuis cinq ans. A compter de cette époque, les hernies sortaient lorsque le malade était debout, et rentraient lorsqu'il était couché horizontalement, ou spontanément, ou à l'aide de la moindre pression. Elles n'avaient jamais occasionné d'accident jusqu'au 28 novembre 1817. Dans ce jour, vers deux heures de l'après-midi, après un repas un peu plus copieux qu'à l'ordinaire, sans autre cause connue, la hernie du côté gauche sortit tout à coup, devint grosse comme un œuf de poule, tendue, douloureuse. Le malade essaya en vain de la faire rentrer. Il se mit au lit une demi-heure après l'accident ; aussitôt il survint des nausées, des vomissements de matières bilieuses mêlées aux aliments que le malade avait pris. La nuit, agitation extrême, insomnie, nausées, hoquets, point de vomissements, point de déjections alvines, nulle expulsion de gaz par en bas.

Deuxième jour, nausées, vomissements de matières bilieuses et amères. Troisième jour, augmentation des symptômes. Le malade appela un chirurgien : celui-ci exerça en vain le taxis pendant cinq minutes seulement, lequel fut excessivement douloureux. Après le départ du chirurgien, Prevot, en proie aux plus vives souffrances, renouvela les tentatives de réduction: il y procéda avec peu de ménagement ; *la hernie rentra peu à peu.* Après cette réduction, les symptômes persistèrent. Le malade entra à l'Hôtel-Dieu, le 2 décembre 1817, vers les quatre heures du soir. Je recueillis alors les renseignements que je viens de transmettre. Je n'ai pu obtenir de détails plus circonstanciés, vu l'état de souffrance et d'anxiété du malade, qui se trouvait dans l'état suivant: il ressentait une douleur vive dans la partie inférieure de l'abdomen, surtout du côté droit; cette partie était un peu tuméfiée ; il avait des nausées, mais point de vomissements, le cours

des matières fécales et des gaz était entièrement intercepté ; la
peau était chaude, le pouls très-fréquent. On ne voyait aucune
trace de hernie ; les anneaux du graud oblique étaient dilatés. La
hernie du côté droit sortit dans les efforts de toux ; elle était petite,
molle, tout à fait indolente ; la moindre pression la faisait rentrer. (Saignée, bain.) Point de soulagement. Le lendemain, à la
visite du matin, plaintes continuelles, traits altérés, nausées,
hoquets ; douleurs vives à l'abdomen, surtout du côté de la région
inguinale gauche, laquelle était légèrement soulevée. La moindre
pression exerceé sur le côté droit déterminait de vives douleurs.
On fit tousser, cracher, moucher le malade, le doigt étant placé
dans l'anneau du côté gauche, et le doigt ne fit rien découvrir.
Quelle était la cause de tous ces accidents ? Tout portait à faire
croire qu'ils avaient pour cause un étranglement : mais le symptôme principal manquait, je veux dire le vomissement de matières
fécales. Vers onze heures du matin, dans la même journée, le malade vomit des matières fécales. Cette circonstance ne laissa plus
aucun doute sur l'existance de l'étranglement. On avertit de
ce fait Dupuytren, qui vint vers une heure et demie de l'après-
midi. Le malade souffrait alors beaucoup ; il se plaignait de res-
sentir de vives douleurs, surtout vers la région inguinale du côté
gauche : cette partie était plus développée que les autres points
de l'abdomen. C'était là où le malade portait sans cesse la main,
comme pour ôter ce qui le gênait.

L'indication était positive, et le côté qu'on devait opérer était
suffisamment connu. Mais à quelle espèce de hernie avait-on
affaire ? était-ce à une hernie crurale où à une hernie inguinale ?
les renseignements du malade n'apprenaient rien à cet égard.
*La douleur et la tuméfaction vers l'orifice interne du canal ingui-
nal gauche, sans dissiper les incertitudes, fixèrent le choix.*

Dupuytren fit une incision oblique de haut en bas, et de dehors
en dedans, ayant deux pouces et demi d'étendue, et dont la partie
moyenne tombait à la hauteur de l'anneau ; il disséqua le tissu
graisseux et abondant, environnant l'anneau. Arrivé à cette ouverture, il débrida largement en haut, ordonna au malade de
tousser, afin de faire descendre la hernie, si cela était possible.
Pendant les efforts de toux que fit le malade, on vit paraître une
petite tumeur ronde, élastique, augmentant de volume dans les

grands mouvements de la respiration, surtout pendant les efforts
de vomissement. On incisa cette petite tumeur avec de grandes
précautions : c'était une portion du péritoine, qui était poussée
en avant par des intestins et qui faisait hernie. De cette manière
on était parvenu dans la cavité du péritoine : on découvrit alors
deux portions d'intestin, l'une en avant, formée par l'intestin
grêle, tout à fait dans son état naturel, et libre de toutes parts ;
l'autre, située plus bas et plus en arrière, était dilatée, rouge,
adhérente, et se dirigeait de gauche à droite. Dans l'intention de
trouver le lieu de l'étranglement, l'opérateur attira au dehors deux
pieds d'intestin grêle : il ne rencontra point d'étranglement, et
réduisit aussitôt l'anse intestinale. Cependant les symptômes de
l'étranglement persistaient, le vomissement de matières fécales
était très-abondant. Dupuytren, non découragé par cette recherche infructueuse, introduisit le doigt indicateur de la main gauche
dans l'ouverture intérieure, dirigea ce doigt de gauche à droite,
vers la face postérieure du pubis, sentit une tumeur résistante ;
il l'attira au-dehors à l'aide du même doigt, faisant office de cro-
chet. D'abord s'offrit un kyste ; ce kyste fut incisé : il s'en écoula
de la sérosité. Dupuytren parvint, avec de grandes précautions, au vrai sac. Il l'ouvrit : il contenait deux pouces et demi
d'intestin environ, d'un rouge foncé. Cette anse intestinale était
embrassée étroitement par le col du sac herniaire, qui formait
une bride falciforme. Dupuytren coupa cette bride : *il ne remar-
qua point d'altération à l'intestin, à l'endroit de la constriction.*
Immédiatement après la section de la bride, la portion d'intestin qui avait été étranglée se laissa distendre par des gaz : on la
replaça dans l'abdomen ; on pensa la plaie ; et immédiatement
après on fit une saignée du bras. Les principaux accidents de
l'étranglement se dissipèrent ; le malade alla à la garderobe.

Cependant plaintes continuelles ; pouls petit, concentré, traits
altérés, soif excessive ; douleur vive au bas-ventre, qui devint
tendu ; soixante sangsues sur l'abdomen. Mort le lendemain
matin.

On trouva à l'autopsie : la portion d'intestin qui avait été
contenue dans la hernie d'un rouge violet, et couverte de pus.
A l'endroit où avait existé l'étranglement, en arrière, il y avait
une petite crevasse, mais il n'y avait pas d'épanchement de

matières fécales. Une petite portion du col du sac herniaire avait échappé à l'incision ; cette portion était lâche et n'occasionnait point d'étranglement. Du côté droit, il n'y avait point eu d'étranglement; la hernie sortait et rentrait facilement.

Ce n'est pas seulement dans le cas de hernie inguinale que la réduction en masse peut se produire. Ledran (1) et Arnaud (2) l'ont aussi observée à la suite de la réduction de la hernie crurale. Dans l'observation rapportée par Ledran, il est dit que la hernie fut réduite par Arnaud, et que les accidents qui survinrent après cette réduction furent attribués à la présence d'un volvulus par ce chirurgien célèbre, qui fit prendre au malade quinze ou seize onces de vif-argent. Ce remède ayant été inutile, on administra un lavement de tabac qui n'eut pas plus d'effet. Lorsque Ledran examina le malade, celui-ci n'avait presque plus de pouls ; il était sans mouvement. Il n'y avait plus de tumeur dans l'aine; Ledran reconnut parfaitement la nature de la maladie et sa cause ; mais, voyant le malade sur sa fin, *il ne crut pas devoir risquer une opération infructueuse, et, par là, la discréditer.* Le malade mourut à cinq heures du soir du même jour. A l'autopsie, on trouva dans le ventre le sac herniaire, qui avait trois pouces de profondeur sur huit pouces de circonférence, et dans ce sac était encore renfermée une demi-aune de l'intestin jéjunum. Tenant le sac à pleine main, Ledran voulut en faire sortir l'intestin en le tirant par l'un des bouts ; mais la chose lui fut impossible, tant l'entrée du sac était resserrée ; et il n'en vint à bout qu'en *dilatant* cette entrée avec des ciseaux.

(1) Ledran, *Observations de chirurgie.*
(2) Arnaud, *Traité des hernies*, t. II, p. 29.

DIXIÈME LEÇON

DE LA HERNIE OMBILICALE ÉTRANGLÉE

Messieurs,

La hernie ombilicale étranglée est une maladie qui paraît à beaucoup de chirurgiens plus grave que la hernie crurale étranglée ou que la hernie inguinale étranglée, l'opération de la kélotomie donnant, d'après eux, moins de succès que pour les autres hernies. Huguier considérait même les succès de la kélotomie dans la hernie ombilicale étranglée comme si rares, qu'il préférait abandonner la maladie à elle-même, pensant qu'en laissant la tumeur se mortifier et l'anus contre nature se produire on avait plus de chances de guérison.

Il est certain pour nous que ce praticien distingué a été mal servi par les circonstances et qu'il s'est trouvé, ce qui n'est pas rare en chirurgie, en face d'une série particulière d'observations malheureuses; car si l'on consulte les auteurs on rencontre en assez grand nombre des exemples de succès. L'observation suivante, qui nous est personnelle et que nous rapportons d'une façon concise, est un de ces exemples de succès.

Madame Chiffara, quarante-deux ans, entre à l'hôpital Lariboisière dans le service de M. Cusco, que je remplaçais, en septembre 1869. C'est une femme de grande taille, présentant un développement considérable du tissu adipeux sous-cutané; depuis dix ans environ elle est atteinte d'une hernie ombilicale qui paraît avoir été régulièrement maintenue.

Quatre jours avant l'admission de la malade dans le service, la hernie était sortie, devenue douloureuse, des coliques s'étaient montrées et en même temps avaient apparu des vomissements. La constipation était absolue à la visite du matin, il nous fut facile de reconnaître au niveau de l'ombilic l'existence d'une tumeur du volume d'une pomme de moyenne dimension, recouverte d'une peau amincie et rougeâtre, présentant à la pression une sensation de rénitence très-accentuée. Le ventre était ballonné et douloureux, la malade ne pouvait rien prendre, rendant par le vomissement les aliments liquides ou solides, aussitôt qu'elle les avait ingérés.

Le taxis fut essayé et pratiqué avec une grande douceur; la tumeur ne paraissant en rien modifiée par ces tentatives de réduction, je fis administrer le chloroforme à la malade que je ne pouvais laisser plus longtemps dans une situation aussi périlleuse.

Le taxis fut encore essayé quand le système musculaire fut parvenu à résolution; mais le taxis resta encore infructueux et je me mis en demeure de pratiquer la kélotomie, qui fut exécutée de la façon suivante : une incision cruciale fut pratiquée sur la tumeur herniaire, cette incision fut faite avec les plus grandes précautions, les téguments étant très-amincis. Immédiatement, sous la peau, qui était doublée d'un feuillet séreux extrêmement mince, je découvris l'épiploon qui formait une tumeur à surface irrégulière, mais ne présentant pas de solution de continuité. Il y avait donc au-dessous de l'enveloppe cutanée, un sac épiploïque enveloppant l'anse intestinale dont la constriction donnait lieu aux accidents de l'étranglement.

Je saisis avec une pince la partie superficielle de l'épiploon qui se laissa déchirer sans difficulté, et la division fut complétée avec des ciseaux.

Au-dessous de l'épiploon, apparut une anse intestinale du volume d'un marron, appartenant à l'intestin grêle, et présentant une coloration rouge brun, fortement injectée, mais bien vivante dans toutes ses parties. L'étranglement étant très-serré, l'anse intestinale vivait mal et était fortement congestionnée, mais il n'y avait pas tracé de gangrène. Le siége de l'étranglement qui était produit par un anneau fibreux, étant reconnu avec la pulpe de l'index, le bistouri courbe d'Astley Cooper fut porté sur le doigt, et l'étranglement levé par une section pratiquée en haut dans une étendue de un millimètre ou deux.

Immédiatement après cette section de l'anneau fibreux qui étranglait la hernie, une légère pression fut exercée sur l'anse intestinale qui se vida en partie dans l'intestin contenu dans l'abdomen, et qui, étant diminuée de volume, put être examinée sans difficulté dans tous les points de son étendue. L'intestin fut légèrement attiré au dehors; ayant été jugé sain, même au niveau de l'anneau, il fut réduit et l'épiploon, qui était adhérent au pourtour de l'anneau, excisé dans toute sa partie saillante sans ouverture d'artère et par conséquent sans qu'il devînt nécessaire de pratiquer de ligature.

La plaie fut réunie dans sa partie supérieure par quatre points de suture métalliques: quelques boulettes de charpie imbibées de vin aromatique furent placées à la partie inférieure du sac et de la plaie, le tout recouvert d'une couche d'ouate, et un bandage de corps placé en ceinture autour de l'abdomen, maintenant le pansement et comprimant légèrement l'abdomen. 5 centigrammes d'extrait thébaïque furent donnés à la malade dans la soirée.

Les symptômes se dissipèrent comme par enchantement, la plaie parvint rapidement à une cicatrisation complète, et trois semaines après son entrée, madame Chiffara retournait chez elle parfaitement guérie des accidents qui avaient nécessité son entrée à l'hôpital.

Depuis, j'ai revu ma malade un grand nombre de fois, la santé générale est excellente : mais la hernie s'est reproduite et ne peut être contenue que difficilement (1).

Cette observation est intéressante, et nous démontre que, dans un cas au moins, la kélotomie a pu être pratiquée avec autant de facilité et de succès que pour la plus simple des hernies inguinale ou crurale étranglée. A priori je ne comprends guère pourquoi une hernie ombilicale étranglée présenterait une gravité beaucoup plus considérable que les hernies des autres régions (2). Cependant c'est encore là une opinion qui semble aujourd'hui dominer dans la science, et un fait unique ne peut pas permettre de combattre victorieusement l'opinion aujourd'hui accréditée.

(1) La reproduction des hernies après la kélotomie est la règle, quel que soit, du reste, le mode de pansement employé après l'opération ; nous avons pu nous en assurer récemment par l'examen de dix malades opérés ces années dernières de hernie crurale étranglée.

(2) MM. les docteurs A. Després, chirurgien de l'hôpital Cochin, et A. Guérin, chirurgien de l'Hôtel-Dieu, viennent de publier l'un et l'autre chacun un exemple de kélotomie ombilicale pratiquée avec succès.

ONZIÈME LEÇON

HERNIE RECTO-VAGINALE

———

Messieurs,

Nous avons pu établir d'une façon certaine, par l'anatomie pathologique et la clinique, l'existence fréquente d'une hernie intestinale développée dans l'épaisseur de la cloison recto-vaginale, et écartant les deux membranes qui, par leur adossement, forment cette cloison.

Déjà, en 1867, nous avions observé avec notre collègue M. J. Péan, à l'amphithéâtre d'anatomie des hôpitaux, une cavité séreuse développée dans l'épaisseur de la cloison recto-vaginale, et communiquant avec le péritoine par un orifice étroit. Il était impossible de reconnaître alors la véritable nature de cette cavité séreuse, qui pouvait être aussi bien un sac herniaire qu'un kyste ouvert accidentellement dans la cavité du péritoine.

En 1870, se présenta, dans notre pratique hospitalière, une tumeur du volume d'une tête d'enfant à terme, soulevant le périnée, et s'étendant depuis la symphyse pubienne jusqu'à l'anus, tumeur qui diminuait beaucoup de volume

lorsque la malade était couchée, et qui arrivait même à
disparaître complétement sous l'influence de pressions mé-
thodiques. L'examen anatomique de la tumeur (fig. 5)

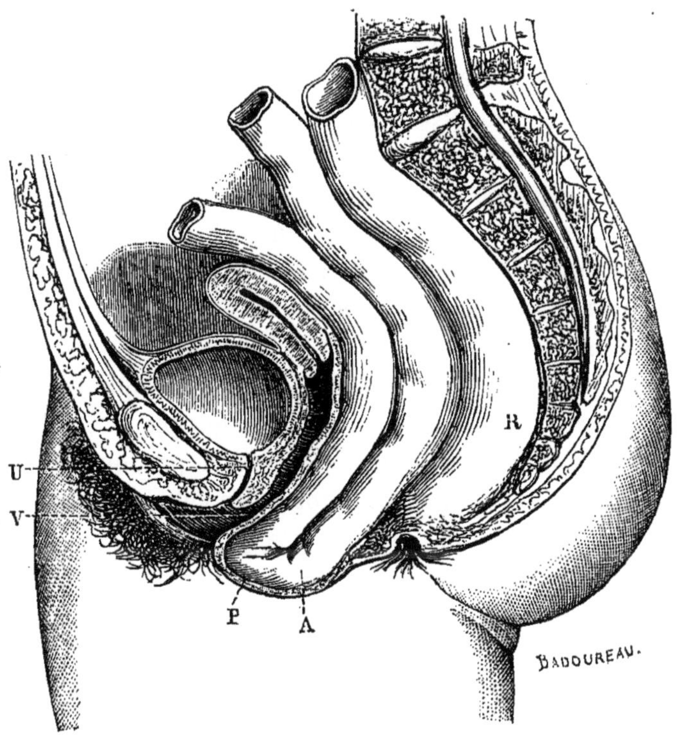

Fig. 5. — Section médiane antéro-postérieure d'un sac de hernie recto-
vaginale (*).

ayant pu être pratiqué quelque temps après, on reconnut
que la maladie consistait en une énorme hernie de l'intestin
grêle occupant un sac herniaire limité en avant par la paroi
postérieure du vagin, en arrière par la paroi antérieure

(*) A. Anse d'intestin grêle contenue dans la hernie; P. Partie molle du
périnée et paroi postérieure du vagin formant l'enveloppe extérieure de la
hernie; V. Cavité du vagin; U. Canal urèthre; R. Rectum.

du rectum. Le rectum et le vagin étaient donc en quelque sorte disséqués et écartés l'un de l'autre dans toute leur étendue.

Depuis cette époque, nous avons rencontré plusieurs fois la hernie recto-vaginale, et, dernièrement encore, sur une malade qui est entrée dans notre service. Dans ce dernier cas, la tumeur, recouverte par la muqueuse vaginale, a la forme d'un ovoïde ayant le volume d'une pomme de moyenne dimension; elle est comme enchâssée dans l'orifice vulvaire. Sa consistance est molle, et lorsqu'on la presse légèrement entre les doigts, on la fait disparaître avec facilité, réduisant ainsi le contenu. La tumeur étant ainsi réduite, si l'on fait tousser la malade, on sent un choc caractéristique qui indique l'effort brusque transmis par l'intestin. En combinant le toucher vaginal avec le même mode d'exploration pratiqué par le rectum, on arrive facilement à apprécier l'étendue de l'espace qui sépare les deux membranes, espace d'autant plus grand que la quantité d'intestin contenue dans le sac est plus considérable. La tumeur en question n'est donc point une rectocèle, mais une hernie développée dans l'épaisseur même de la cloison, ou hernie recto-vaginale.

L'entérocèle recto-vaginale a été indiquée par Garengeot (*Mémoire de l'Académie de chirurgie*, t. I), par Verdier, Hoin, Sandifort et Richter. Auguste Bérard en a parlé vaguement dans un article intéressant du *Dictionnaire de médecine en trente volumes* (1); mais ce célèbre observateur ne trouvant pas, dans les auteurs, d'études d'anatomie pathologique, n'avait pu donner que des notions bien incomplètes sur cette intéressante maladie chirurgicale.

(1) Auguste Bérard, *Dictionnaire de médecine, ou Répertoire général des sciences médicales*, t. XXX, p. 461. (Hernies vaginales.)

NOUVEAU TRACHÉOTOME DILATATEUR

Nous avons présenté au mois de février dernier à l'Académie de médecine le *trachéotome dilatateur*, dont nous avons donné la description dans une note insérée au *Bulletin de l'Académie*.

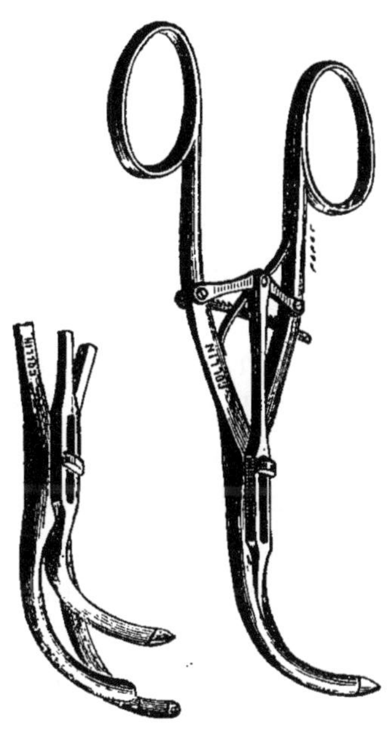

Ce nouveau trachéotome a pour but de permettre au chirurgien de pratiquer, à l'aide d'un seul instrument, l'ouverture de la trachée, préalablement découverte, et d'obtenir en même temps la dilatation de la plaie.

La pensée d'un trachéotome dilatateur a donné lieu à l'invention d'un certain nombre d'instruments, parmi lesquels nous citerons ceux de Tompson, de Maisonneuve et de Marc Sée. Ces instruments ne nous ayant pas paru répondre d'une façon satisfaisante aux conditions de l'opération, nous avons eu l'idée de modifier l'instrument · dilatateur trachéal du docteur Laborde, en transformant la lame médiane en instrument tranchant, dont la pointe dépasse d'un demi-centimètre les deux branches latérales.

L'instrument ainsi disposé, pénètre facilement à travers les anneaux de la trachée, préalablement découverte, à la condition que l'index presse légèrement sur la convexité de l'instrument. Puis l'écartement des branches produit l'incision sur la ligne médiane. En un mot, le même instrument produit l'incision trachéale et la dilatation.

Une crémaillère adaptée aux branches permet de rendre l'écartement *permanent*, d'où il suit que l'application de la canule se fait avec la plus grande facilité et aussi lentement qu'on le désire.

En admettant qu'une circonstance quelconque engage le chirurgien à recourir à l'incision de la trachée avec le bistouri, le trachéotome en question pourrait cependant être employé encore à titre de dilatateur trachéal : il rendrait exactement les mêmes services que le dilatateur à trois branches et plus encore, permettant, grâce à la crémaillère qui lui est annexée, de maintenir la plaie trachéale au même degré de dilatation pendant un temps très-long, disposition qui peut rendre de grands services.

FIN

TABLE DES MATIÈRES

PARIS. — IMPRIMERIE DE E. MARTINET, RUE MIGNON, 2

LEÇONS THÉORIQUES ET CLINIQUES

SUR LES

AFFECTIONS GÉNÉRIQUES

DE LA PEAU

PROFESSÉES

PAR LE DOCTEUR BAZIN

Médecin de l'hôpital Saint-Louis, chevalier de la Légion d'honneur, etc

RÉDIGÉES ET PUBLIÉES

PAR LES DOCTEURS E. BAUDOT ET L. GUÉRARD

Anciens internes de l'hôpital Saint-Louis.

REVUES ET APPROUVÉES PAR LE PROFESSEUR.

2 vol. in-8°. PRIX : 11 fr.

Le *Traité des affections génériques de la peau* se sépare
complétement, par sa forme et par son but, des autres pu-
blications de M. Bazin. C'est un ouvrage tout à fait à part,
et véritablement sans précédent dans la littérature derma-
tologique

Son titre indique suffisamment le point de vue auquel
s'est placé son auteur. Rejetant sur un second plan les
questions de cause et de nature, il a pris pour point de départ l'affection cutanée telle que l'enseigne la tradition de
Willan. La chose reste la même, sa signification seule a
changé : entité morbide de la peau pour Willan et ses disciples, c'est-à-dire espèce morbide toujours identique et
indécomposable, *affection générique* pour M. Bazin. c'est-

à-dire phénomène relatif et contingent, symptôme commun
à des états pathologiques très-divers.

Expliquons par un exemple la pensée de l'auteur.

Soit l'eczéma. Ce mot rappelle à l'esprit cet ensemble
bien connu de phénomènes qui constituent l'eczéma comme
affection *sui generis* entre toutes les autres affections de la
peau. Voilà le genre, l'affection générique. Mais l'eczéma
peut traduire à la peau des causes morbifiques nombreuses,
et l'on sait combien ces causes sont puissantes pour en
modifier l'aspect et l'allure, par le cachet de spécificité
qu'elles lui impriment : de là autant d'affections différentes, et qui toutes réclament une place bien distincte dans
le cadre nosologique. Ce sont les espèces du genre.

L'affection générique n'est pas autre chose, absolument
parlant, qu'une sorte de résultante ou d'affection-type formée des caractères communs à toutes les espèces qui servent à la constituer : abstraction pure, je le veux bien,
mais abstraction qui se dégage entre une telle évidence que
les auteurs l'ont prise pour la réalité.

Quelques mots maintenant sur le plan de l'ouvrage, son
esprit, ses divisions. Je les emprunte à un article publié
tout récemment dans *l'Union médicale* par M. le docteur
de Piétra Santa.

« Chaque affection cutanée générique est l'objet de
quatre chapitres.

» Le premier est consacré à l'histoire du genre, du
symptôme-affection considéré au point de vue de sa forme
élémentaire, de son siége, de son évolution, de son diagnostic, de son pronostic et de son traitement. C'est la partie descriptive proprement dite, le fait d'observation pure,
le fond commun et à peu près invariable sur lequel vont se
détacher toutes les doctrines.

» L'affection générique une fois connue et décrite,

comme individualité distincte, il s'agissait de lui assigner sa place dans le cadre nosologique, et de déterminer le nombre des espèces et variétés qu'elle pouvait comprendre.

» C'est à ce moment (deuxième et troisième chapitres) que l'éminent professeur fait comparaître à la barre tous les dermatologistes les plus distingués. Il nous montre, d'une part, l'école anatomique de Willan, représentée par Bateman, Biett, Rayer, Cazenave, Gibert, Devergie, d'autre part, l'école de Lorry et d'Alibert, avec ses disciples Baumès, Gintrac et Hardy.

» Il va sans dire que M. Bazin se pose en arbitre entre les deux écoles rivales; et après les avoir opposées l'une à l'autre, après avoir montré leurs divergences, indiqué leurs erreurs, constaté les vices de leurs classifications, il expose dans le quatrième chapitre ses propres idées, initie le lecteur à ses doctrines, précise la place que doivent occuper dans sa classification et le genre et l'espèce. »

Or, tout ceci se répète à propos de chaque affection cutanée.

Tel est, en deux mots, le *Traité des affections génériques de la peau*, ouvrage éminemment classique et pratique, puisqu'il représente, dans son acception la plus large, l'état actuel de la science.

L'élève y trouve un guide assuré pour se diriger dans l'étude si difficile des affections de la peau, et le praticien des indications toujours simples et faciles à saisir pour répondre aux besoins de sa thérapeutique.

OUVRAGES DU MÊME AUTEUR

Leçons sur la scrofule, considérée en elle-même et dans ses rapports avec la syphilis, la dartre et l'arthritis. 1 vol. in-8; 2ᵉ édition, revue et considérablement augmentée. Paris, 1861............. .... 7 fr. 50

Leçons théoriques et cliniques sur les affections cutanées para-sitaires, professées à l'hôpital Saint-Louis par le docteur BAZIN, rédigées et publiées par A. POUQUET, interne des hôpitaux, revues et approuvées par le professeur. 2ᵉ éd., revue et augmentée. 1 vol. in-8 orné de 5 pl. sur acier. 1862.. 5 fr.

Leçons théoriques et cliniques sur la syphilis et les syphilides, professées à l'hôpital Saint-Louis par le docteur BAZIN. 2ᵉ édit., publiée par le docteur DUBUC, ancien interne de l'hôpital Saint-Louis, revue et approuvée par le professeur. Paris, 1866. 1 vol. in-8, accompagné de 4 magnifiques planches sur acier, figures sépia............. 8 fr.

Figures coloriées. 10 fr.

Leçons théoriques et cliniques sur les affections cutanées de nature arthritique et dartreuse considérées en elles-mêmes et dans leurs rapports avec les éruptions scrofuleuses, parasitaires et syphi-litiques, professées à l'hôpital Saint-Louis par le docteur BAZIN, 2ᵉ édit., très-augmentée, rédigée et publiée par le docteur BESNIER, revue et approuvée par le professeur. Paris, 1868. 1 vol. in-8........ 7 fr.

Leçons théoriques et cliniques sur les affections cutanées arti-ficielles et sur la lèpre, les diathèses, le purpura, les difformités de la peau, etc., professées à l'hôpital Saint-Louis par le docteur BAZIN, recueillies et publiées par le docteur GUÉRARD, ancien interne de l'hôpital Saint-Louis, revues et approuvées par le professeur. Paris, 1862. 1 vol. in-8................ . ... 6 fr.

Examen critique de la divergence des opinions actuelles en pathologie cutanée, professées à l'hôpital Saint-Louis par le docteur BAZIN, rédigées et publiées par le docteur LANGRONNE, revues par le professeur. 1 vol. in-8. Paris, 1866..................... 3 fr. 50

Leçons sur le traitement des maladies de la peau par les eaux minérales. 1 vol. in-8. Paris, 1870............. ....

Paris. — Imprimerie de E. MARTINET, rue Mignon. 2.